上消化道早癌
病例病理图谱

SHANGXIAOHUADAO ZAOAI
BINGLI BINGLI TUPU

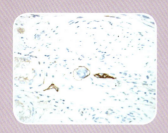
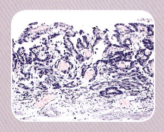
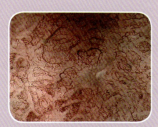
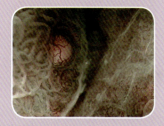

主　编　李玉民　黄晓俊
副主编　朱　薇　杨丽虹　王鹏飞　郝晋雍　董　驰
编　者（以姓氏笔画为序）
　　　　王海燕　王鹏飞　朱　薇　许少策　李玉民
　　　　杨丽虹　郝晋雍　黄晓俊　董　驰　税茜茜
　　　　谢　凯　穆善善

科学出版社
北　京

内 容 简 介

本书分为消化道早癌标本规范化操作流程、上消化道早癌ESD切除病例及上消化道早癌手术切除病例三个部分，详细描述了消化道早癌相关各类标本的规范化处理流程，并以典型病例的形式，采用图片和文字描述的方式，在着重介绍上消化道早癌病理形态的同时，也简要介绍了白光内镜、色素内镜、窄带光内镜、放大内镜、超声内镜及内镜下治疗的内容。本书内容科学实用，图片丰富，适合广大消化内镜医师、病理科医师在上消化道早癌规范化诊治中阅读参考。

图书在版编目（CIP）数据

上消化道早癌病例病理图谱/李玉民，黄晓俊主编．—北京：科学出版社，2020.10
ISBN 978-7-03-066230-9

Ⅰ．①上… Ⅱ．①李… ②黄… Ⅲ．①消化系肿瘤-病理学-图谱 Ⅳ．① R735-64

中国版本图书馆CIP数据核字（2020）第181321号

责任编辑：王灵芳 / 责任校对：张 娟
责任印制：赵 博 / 封面设计：华图文轩

版权所有，违者必究。未经本社许可，数字图书馆不得使用

科学出版社 出版
北京东黄城根北街16号
邮政编码：100717
http://www.sciencep.com

三河市春园印刷有限公司 印刷
科学出版社发行 各地新华书店经销

*

2020年10月第 一 版　　开本：787×1092 1/16
2020年10月第一次印刷　　印张：11 1/4
字数：246 000
定价：128.00元

（如有印装质量问题，我社负责调换）

主编简介

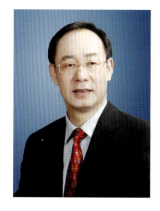

李玉民　主任医师，教授，博士生导师，享受国务院政府特殊津贴专家，卫生部有突出贡献中青年专家。现任兰州大学副校长，兰州大学第二医院普外科国家临床重点专科主任，甘肃省消化系肿瘤重点实验室主任，甘肃省消化系疾病临床医学研究中心主任，兰州大学消化系肿瘤防治与转化医学工程创新中心主任。曾任兰州大学医学院院长、兰州大学第二医院院长、兰州大学第一医院副院长、普外科主任等职务。兼任"教育部高等学校医学人文素养与全科医学教学指导委员会委员"等学术职务72个。担任《兰州大学学报（医学版）》等36个专业期刊主编、副主编或编委；担任 Cancer Cell International 等7个SCI期刊编委，担任 Aging-US 等17个国际期刊审稿人。从事普外科35年余，致力于肝胆胰外科（肝移植）、微创外科及消化道肿瘤的临床和基础研究，填补了多项国内或西北地区的空白。获得甘肃省科学技术进步一等奖等25项科研和教学奖励；承担国家863计划、国家国际科技合作项目、国家自然科学基金等28个科研项目；申报国家发明专利7项，主编参编英文专著3部，主编中文专著3部，参编国家级教材4部，发表学术论文328篇，其中SCI116篇，中文核心期刊212篇；培养硕博研究生146人，培养了一批优秀的外科学术骨干和学科带头人。获得全国医药卫生系统先进个人、医院服务改革创新人物奖、中国医院优秀院长、最具领导力的中国医院院长、甘肃省优秀领军人才、甘肃省优秀专家、甘肃省五一劳动奖章等多项荣誉称号。

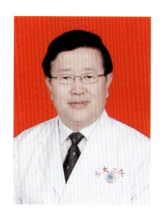

黄晓俊　主任医师，教授，博士生导师。兰州大学第二医院消化科主任、医保处处长、兰州大学第二医院消化内镜中心主任。甘肃省第一层次领军人才。中华医学会消化内镜学分会委员，甘肃省医学会消化内镜专业委员会前任主任委员，甘肃省消化内镜质量控制中心主任，甘肃省消化内镜工程研究中心主任。全国卫生系统先进工作者。精通消化疾病的诊断与治疗，尤其擅长消化道早期癌内镜下诊断与治疗及ERCP、ESD、POEM、STER等技术。荣获甘肃省科学技术进步奖一等奖1项、三等奖1项，甘肃省医学科技奖特等奖1项，国家专利2项。发表论文100余篇。

序

病理医师在消化道癌症"早诊早治"工作中承担着十分重要的职责，手术治疗前的定性、内镜及手术治疗后的分期评估成为患者治疗决策的重要依据，目前病理医师对上消化道早癌的认识还存在许多不足之处，对日本上消化道肿瘤病理诊断标准的认识也仅限于一小部分病理医师。大多数病理医师对WHO诊断标准比较熟悉而对日本上消化道肿瘤诊断标准知之甚少，这必须引起国内病理医师的重视，目前在国内尤其是经济欠发达地区，提高消化道早癌的诊疗水平，还有很多工作要做。

早在20多年前，我院于中麟教授就与黄晓俊教授、李玉民教授团队合作，在甘肃省武威地区定期进行消化道早癌的筛查工作，取得了很大的成绩，为当地群众解决病痛问题的同时培养了大量基层内镜医师。

近5年来，我受甘肃省病理同仁及奥林巴斯公司的邀请，多次到甘肃进行教学及质量督查工作，与黄晓俊教授带领的团队有多次接触的机会，同时目睹甘肃省尤其是兰州大学第二医院消化道早癌规范化诊疗工作从无到有、不断完善，为他们的持续进步感到由衷的欣喜。

详读此书，本书收录了消化道早癌相关各类标本的规范化处理流程，并以典型病例的形式，记录了李玉民教授、黄晓俊教授团队发现并治疗的上消化道早癌病例，提供了大量精美图片和详尽注解，可以帮助病理医师学习理解典型上消化道早癌的病理形态并了解内镜诊疗的相关知识，还可以作为基层病理医师提高消化道早癌规范化操作能力的参考书。

首都医科大学附属北京友谊医院
陈光勇
2020年4月

前　言

甘肃省武威地区是我国上消化道肿瘤的高发地区之一，因为公众健康意识淡薄、交通不便及经济发展水平低下等原因，患者前来就医时多已至肿瘤晚期，5年生存率较低、很多患者一经发现生存期甚至不足一年，给患者及其家庭造成经济及心理的巨大负担，更造成社会医疗资源高投入和低产出之间的严重失衡。要扭转这种形势、提高上消化道肿瘤患者的5年生存率，唯一有效的方法即在消化道肿瘤高发地区定期进行癌症筛查，以期做到"早发现、早诊断、早治疗"。病理医师在肿瘤"三早"过程中起到非常重要的作用，无论是活检定性、内镜治疗还是外科手术后进行标本评估及TNM分期，一份规范、合格的病理报告是临床医师决定治疗方案的关键。

随着内镜技术的不断发展、窄带光（NBI）技术和放大内镜技术的引入、内镜医师诊断技术的不断提高、内镜下切除方法的不断进步，使得上消化道早期癌症（本书简称"上消化道早癌"）的检出率、内镜下治疗率不断提高，在提高5年生存率的同时，保留了器官功能、极大提升了患者生活质量。内镜诊疗水平的提高为病理医师带来了新的挑战，国内内镜医师采用的内镜下诊断分类只有一种，而病理医师在消化道肿瘤诊断过程中则面临西方国家和日本双重诊断标准，在某些胃癌亚型中两类标准分歧十分明显（如日本诊断标准中的低异型度腺癌，在西方诊断标准中可能仅仅诊断为腺瘤），常令人非常困惑，面对这种情况，一名合格的从事消化道早癌病理诊断的病理医师不仅需要全面了解日本消化道癌症诊断标准，掌握东西方诊断标准的异同，还需要与内镜医师及时沟通，发出一份有意义的病理报告、辅助制订下一步的治疗决策；而规范化处理内镜钳取/切除标本，做出一张质量过硬的切片，是签发一份内容规范、质量合格的病理报告的必要保证，需要内镜医师、内镜医师助手、病理医师、病理技师的密切协作及相互配合。

本书分三个部分，内容包含对消化道早癌标本规范化操作流程、上消化道早癌ESD切除病例及上消化道早癌手术切除病例的临床和病理处理过程的详细记录及镜下详细解读。希望可以对国内从事消化道早期癌症的同道熟悉上消化道早癌标本规范化处理方法、了解上消化道早癌镜下特征及现代内镜诊疗技术提供一定的帮助。由于笔者对日本消化道早期癌症的诊断标准的认知还在不断深化的过程中，书中难免有理解不当之处，恳请国内同道批评指正。

本书具体的编写分工如下：第一章由朱薇医师撰写，杨丽虹、王鹏飞医师提供部分图片；第二章、第三章病史简介及病理部分均由朱薇医师撰写，共计完成19万字；第二章第1～5例、第三章第1～5例消化内镜部分由杨丽虹医师撰写，共计完成2.5万字；第二章第8～10例、第三章第10例消化内镜部分由王鹏飞医师撰写，共计完成1.8万字；第二章第6～7例、第三章第7～9例消化内镜部分由郝晋雍医师撰写，共计完成1.3万字；谢凯、税茜茜、穆善善、王海燕、许少策协助资料整理、文稿校对及部分标本的取材。

兰州大学副校长　李玉民
兰州大学第二医院消化科主任　黄晓俊
2020年4月

目　录

第一章　消化道早癌标本规范化操作流程

一、胃肠道早癌标本规范化前期处理 …………………………………… 002

二、病理标本的规范化取材、包埋、制片 ………………………………… 007

三、镜下观察病理切片、书写病理报告、绘制病变谱系图 ……………… 016

第二章　上消化道早癌 ESD 切除病例

病例一 …………………………………………………………………… 020

病例二 …………………………………………………………………… 033

病例三 …………………………………………………………………… 039

病例四 …………………………………………………………………… 050

病例五 …………………………………………………………………… 060

病例六 …………………………………………………………………… 066

病例七 …………………………………………………………………… 074

病例八 …………………………………………………………………… 081

病例九 …………………………………………………………………… 087

病例十 …………………………………………………………………… 093

第三章　上消化道早癌手术切除病例

病例一 …………………………………………………………………… 102

病例二 …………………………………………………………………… 105

病例三 …………………………………………………………………… 112

病例四 …………………………………………………………………… 124

病例五 …………………………………………………………………… 128

病例六 …………………………………………………………………… 134

病例七 …………………………………………………………………… 145

病例八 …………………………………………………………………… 151

病例九 …………………………………………………………………… 156

病例十 …………………………………………………………………… 162

附录　英文缩略词表 …………………………………………………… 168

第一章

消化道早癌标本规范化操作流程

随着内镜技术的迅猛发展及内镜诊疗技术的迅速提高,近年来,我国内镜下消化道早癌的检出率及内镜下治疗率得到显著提升。规范化处理消化道早癌标本,制作出一张合格的病理切片,最终发出一份内容规范、充实的病理诊断报告,需要内镜医师、内镜医师助手、病理医师、病理技师的通力合作及相互配合,也会为临床确定下一步治疗方案提供可靠依据。本章内容依据近年来国内外出台的各项消化内镜诊疗共识,对消化道早癌相关各类标本推荐以下规范化的操作流程。

一、胃肠道早癌标本规范化前期处理

(一)内镜钳取 / 切除标本的规范化前期处理

1. 内镜钳取活检标本的定向　内镜钳取黏膜离体后会发生自然卷缩,将自然卷缩的黏膜倒置于指腹,在黏膜基底部用粗针针头展平黏膜(注意针头角度,勿损坏黏膜),将展平黏膜基底部黏附于滤纸片上,最终放入固定液内(图1-1)。

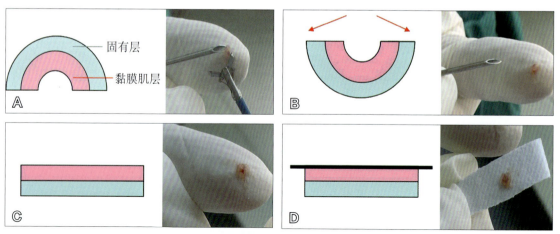

图1-1　内镜钳取活检标本展平过程(钳取黏膜展平示意图及卷曲黏膜展平过程图,示意图右侧图片均由兰州大学第二医院消化科杨丽虹医师提供)
A. 将自然卷缩的黏膜置于指腹;B. 将黏膜倒置、基底面朝上,粗针头作用于黏膜基底部将黏膜展平;C. 展平后的黏膜基底部朝上,表面贴附于指腹部;D. 将滤纸贴附于展平黏膜的基底部

2. 内镜下黏膜切除标本的规范化前期处理

(1)非息肉样标本规范化前期处理

1)展平黏膜:正常情况下标本离体后应立即展平、固定,如不能及时展平,可将标本放入生理盐水中或在组织表面覆盖生理盐水浸湿的纱布以防止组织干燥,最迟在组织离体1h内固定。用针将离体黏膜标本伸展并整块固定于伸展板上(可选择泡沫塑料板或软木板,因

软木板的良好双面渗透性,标本固定效果优于泡沫塑料板),为避免用力过度造成黏膜撕裂,可采取逐步扩展的方法使黏膜均匀伸展,即从一点开始,将不锈钢细针扎入标本边缘、均匀用力向外牵拉黏膜层,尤其是黏膜肌层,并固定于伸展板上,重复进行以上动作,环绕标本一周,如发现黏膜未伸展均匀,可对局部进行调整,尤其是伸展开始的区域,应拔除原有细针后再次外延使标本进一步伸展并再次固定,上述过程重复进行,直至标本得到均匀适度伸展。伸展后黏膜应充分暴露黏膜面病变,并使基底部平整、黏膜肌层与黏膜固有层侧缘尽量保持平齐(图1-2)。对于多块切除的标本,应尽量按体内解剖结构复原黏膜并分块伸展固定。

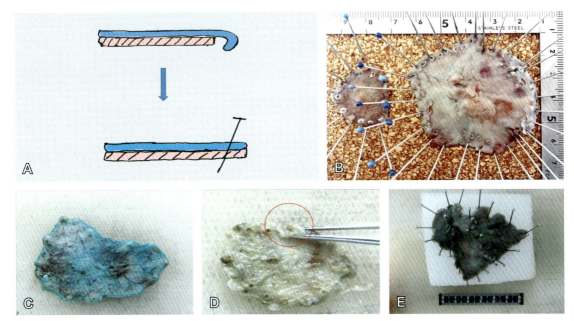

图1-2 内镜下黏膜切除标本(非息肉样)边缘展平的过程

A. 黏膜侧切缘展平示意图,箭头上为黏膜侧切缘的自然卷曲状态,黏膜固有层包绕黏膜肌层,箭头下为黏膜伸展后的理想状态,黏膜固有层与黏膜肌层侧缘保持平齐;B. 伸展完成后的内镜黏膜下剥离术(endoscopic submucosal dissection,ESD)切除的胃黏膜(多发性胃癌),标本用不锈钢标本针固定于软木板上;C. 伸展平整的黏膜基底面;D. 局部边缘未伸展平整的黏膜基底面(红圈内示黏膜固有层边缘向基底部卷曲);E. 不完整切除黏膜组织拼接并固定过夜后拍摄的图片(图B由兰州大学第二医院消化科王鹏飞医师提供)

2)标本定位:在充分伸展的标本周围标记标本在体内的相对位置(口侧、肛侧、前壁、后壁等,图1-3)。

(2)息肉样肿物标本规范化前期处理:息肉样肿物固定时应充分暴露基底部或切缘。有蒂息肉样肿物用细针将蒂部固定于伸展板上(蒂部基底面朝向伸展板),将伸展板翻转黏膜组织向下浸泡于固定液中;无蒂息肉样肿物应充分暴露并用细针固定基底部(基底面朝向伸展板,图1-4)。

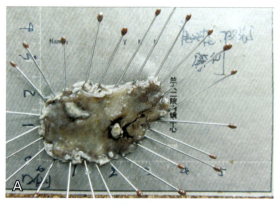
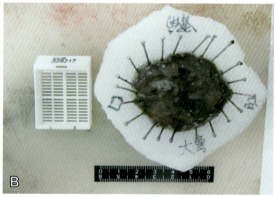

图 1-3 伸展、定位并经 10% 中性缓冲福尔马林固定后的 ESD 切除标本

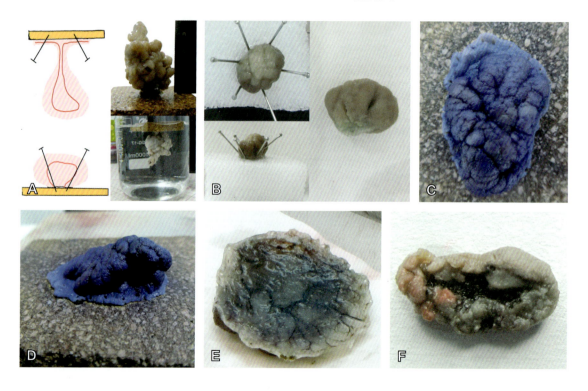

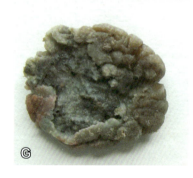

图 1-4 息肉样肿物固定示意图及实际处理举例

A. 左上为内镜下黏膜切除术（endoscopic mucosal resection，EMR）切除有蒂息肉样肿物的固定示意图；左下为 EMR 切除无蒂息肉样肿物的固定示意图；右上为有蒂息肉样肿物细针固定后；右下为肿物表面向下浸泡于固定液中。B.EMR 切除无蒂息肉样肿物固定实体拍摄图；图左上、左下分别为无蒂息肉样肿物细针固定后正、侧面，图右显示肿物侧面及基底面。C～E. 前期处理良好的 ESD 切除无蒂息肉样肿物标本，肿物正、侧面（C、D），肿物基底面（E）。F、G. 前期处理不佳的息肉样肿物基底面，黏膜未伸展固定，呈自然卷曲状（图 A～D 标本由王鹏飞医师提供）

（二）消化道早癌手术切除标本的规范化前期处理

消化道各部位早癌切除标本应在术前或在标本送往病理科前对癌灶进行标记，尤其对于多发病灶，更应标记不同部位并加以说明，以免漏诊，应在加入福尔马林固定前将各腔道样脏器切开，展平，充分暴露病灶，详细步骤如下：

1. 早期食管癌手术切除标本的规范化前期处理

（1）沿病灶对侧纵行剖开食管。

（2）将标本黏膜面朝上并用不锈钢细针固定于伸展板上，尽量展平食管壁并充分暴露病灶。

（3）将标本与伸展板一起黏膜面朝下放入一个大的盛有固定液的容器中，固定过夜（图1-5A、E，图1-6A），固定前后均需进行大体摄影。

2. 胃食管交界部早癌切除标本的规范化前期处理

（1）对于远端食管+近端胃切除标本，常规沿胃大弯侧剖开近端胃并上延纵行剖开食管，剖开时应尽量避免破坏病灶。

（2）将标本黏膜面朝上用不锈钢细针固定于伸展板上，尽量展平食管壁、胃壁并充分暴露病灶。

（3）将标本朝下放于一个大的盛有固定液的容器中，固定过夜（图1-5B），固定前后均需进行大体摄影。

3. 早期胃癌手术切除标本的规范化前期处理

（1）常规沿胃大弯侧切开胃：如肿物位于大弯侧，则沿胃小弯侧切开胃；如遇到多发病灶，则在尽量不破坏病灶的情况下打开胃。

（2）将标本黏膜面朝上放在伸展板上，用不锈钢细针伸展并固定，尽量展平胃壁并充分暴露病灶。

（3）将标本与伸展板一起黏膜面朝下放入一个大的盛有固定液的容器中，固定过夜（图1-5C、F，图1-6B），固定前后均需进行大体摄影。

4. 早期结直肠癌手术切除标本的规范化前期处理

（1）结肠标本沿肠系膜对侧剖开，直肠标本沿前壁纵行剖开，剖开时应避开病灶。

（2）将标本黏膜面朝上放在伸展板上，用不锈钢细针伸展并固定，尽量展平肠壁并充分暴露病灶。

（3）将标本与伸展板一起黏膜面朝下放入一个大的盛有固定液的容器中，固定过夜（图1-5D、G～I），固定前后均需进行大体摄影。

（三）组织固定

1. 固定液：10%中性缓冲福尔马林（neutral buffered formalin，NBF）。
2. 固定液量：标本体积10倍或10倍以上。

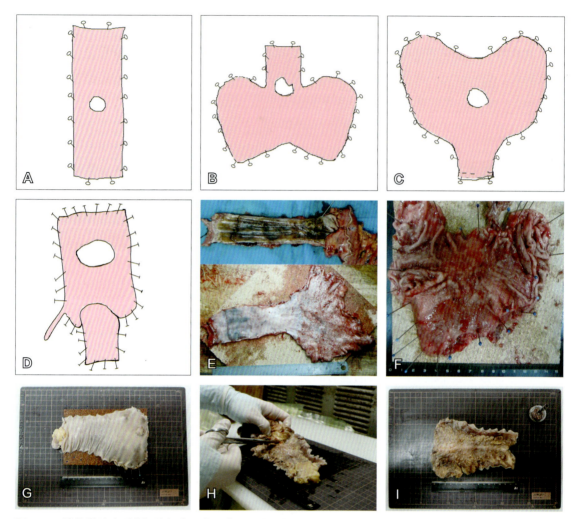

图 1-5 消化道肿瘤手术切除标本固定示意图及实际操作举例

A～D. 分别示食管及近端胃、远端胃、回盲部及升结肠手术切除标本剖开固定示意图（回盲部外结直肠手术切除标本剖开固定方法类似食管）。E. 上半部分示食管标本离体剖开并涂抹卢戈碘液后拍摄的图片，标记病灶位置；下半部分示食管及近端胃剖开并固定于软木板上的图片。F. 远端胃切除标本沿胃大弯剖开胃并固定于软木板上的图片。G. 直肠癌根治标本剖开后固定于软木板上的图片（注意此图片固定方式不规范，应将肠周脂肪组织剔除后再伸展、固定）。H. 剔除直肠周围脂肪组织。I. 示肠周脂肪剔除后直肠外侧面（图 G～I 标本前期处理由王鹏飞医师完成）

3. 固定温度：室温（冬季应保证室温＞20℃或延长固定时间）。

4. 固定时间：①内镜下切除腺瘤或活检标本，6～48h；②手术标本，12～48h；③组织固定时间应小于72h，避免对免疫组织化学染色及分子生物学检测产生不良影响。

5. 离体后迅速固定，固定时间小于离体后1h，避免组织自溶。

第一章 消化道早癌标本规范化操作流程

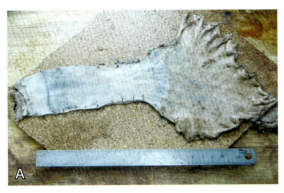
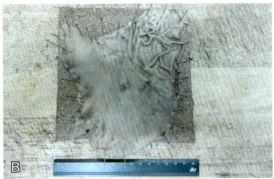

图 1-6　A、B. 分别示食管及远端胃剖开并固定过夜后所拍摄的图片；B. 示 2 枚钛夹标记内镜下确认的病灶范围（理想的标记方式为钛夹标记病灶周围 4 个象限）

（四）申请单填写

1. 填写患者基本信息，简要叙述病史、内镜下所见、肿物部位、形态类型等。

2. ESD/EMR 标本可绘制简图标记需要观察的重点部位，对于微小病灶，尤其应着重标记（图 1-7）。

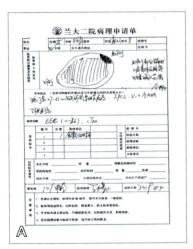
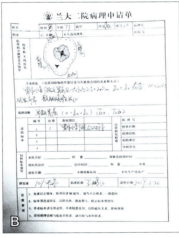
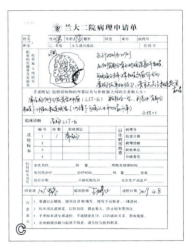

图 1-7　A～C 分别示食管、胃、结肠早癌 ESD 切除标本申请单填写示范，均绘制简图标记需要观察的重点部位及需要病理医师重点回答的问题（图片由兰州大学第二医院消化科王鹏飞医师提供）

二、病理标本的规范化取材、包埋、制片

（一）内镜钳取/切除标本的规范化取材、包埋、制片

1. 标本接收时前台工作人员应仔细核对申请单基本信息是否与承装活检标本容器标签相符，容器中是否存在标本及标本部位、数量，并在病理系统中录入患者基本信息。

2. 取材医师及记录人员应再次核对患者信息与各部位送检标本数量，避免遗漏或出错，

007

所有送检标本必须全部取材（图 1-8A～C）。

3. 取材时应严防污染（镊子、手套、取材台应及时清洁）。

4. 进行大体描述后，用滤纸或擦镜纸包裹标本，水溶性伊红染色标记（图 1-8D）。

5. 包埋过程中应仔细辨认黏膜面，避免平埋，如按前文所述处理活检标本，则包埋时较易辨认包埋面，只需将片状黏膜直立包埋即可（图 1-8E～F），在包埋过程中应严防组织污染。

6. 每个蜡块应至少切取 6 个切面（图 1-8G），裱于载玻片上（图 1-8H～J），裱片过程中应及时对水面进行清洁，严防污染（图 1-8）。

7. 常规烤片及对切片染色，完成一张 HE 染色切片的制作（图 1-8J～K），目前 HE 切片染色国内大部分病理科都能通过自动染色机完成。

（二）ESD/EMR 切除标本的规范化取材、包埋、制片

1. 非息肉肿物标本（图 1-9～图 1-11）

（1）测量并记录标本大小、肿瘤大小，肿瘤距侧切缘的最近距离，食管黏膜可流水冲洗 30～60min 后将标本擦干、涂 0.1%～0.5% 卢戈碘液显示病灶，利于观察及取材（注：为使病灶与周围组织对比明显，需多次涂抹碘液，但碘染色会对食管黏膜造成损害，需要小心、轻柔处理）。

（2）大体摄影：拍摄照片 3 张，分别为标本固定于伸展板上未拔除固定针前、标本拔除固定针并离开伸展板后、标本改刀（平行切开）后。

（3）用墨汁标记基底切缘：如科室条件容许，建议对四个方向的水平切缘用不同颜色标记，利于绘制病变谱系图时辨别组织块对应方位。

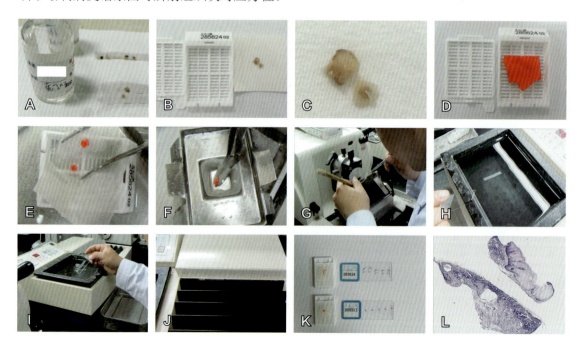

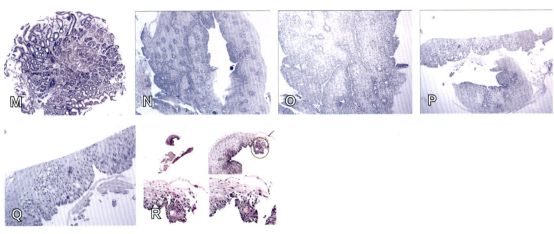

图 1-8 活检钳取标本的取材、包埋、制片过程

A. 取材过程中核对标本取材部位、数量；B. 将标本从滤纸片上取下，进行描述；C. 片状黏膜局部放大；D. 将黏膜打包（防止脱水时黏膜遗失）后伊红标记；E. 脱水后黏膜外观；F. 将片状黏膜垂直包埋；G. 切片过程；H. 展片过程；I. 裱片过程；J. 烤片过程；K. 染色后切片（图右）及其对应蜡块（图左）；L. 显微镜下见到的黏膜低倍镜图像，示黏膜定向良好，黏膜固有层层次清晰；M. 定向不佳的胃黏膜，黏膜四周均见到被覆上皮，未能显示黏膜肌；N、O. 分别为定向不佳食管黏膜低、中倍镜图像；O. 黏膜基底部见异型明显细胞且内镜医师高度怀疑存在早期鳞状细胞癌病灶，故将蜡块中剩余黏膜重新包埋制片；P、Q. 分别为重新包埋后定向良好的食管黏膜低、中倍镜图像，因为组织损耗，图 P 中一条黏膜上皮上 1/3 ~ 1/2 已经在第一次制片过程中损耗，但在残存上皮中上 1/2 层依然可见异型细胞；R. 同一病例再次深切后拍摄的图像，左上为低倍镜图像，右上为该图局部放大，蓝色箭头显示表层出现重度异型细胞，红圈内显示上皮内出现异常角化珠，左下及右下显示红圈内图像局部放大，显示不同切面的异常角化珠，该病例可诊断高级别上皮内瘤变或上皮内癌

（4）如病灶远离水平切缘，则垂直于标本长轴间隔 2 ~ 3mm 平行切开标本；如病灶距离水平切缘较近，则以肿物距切缘最近处做一假想切线，垂直于此假想切线、间隔 2 ~ 3mm 平行切开标本，黏膜最佳切开方向为平行于口肛连线，视标本具体情况酌情处理；如病灶狭长，应垂直于病灶长轴间隔 2 ~ 3mm 平行切开标本，利于更详细地观察癌灶；如病灶直径小于 5mm，临床应做标注或提示，以便病理医师着重取材；注意在操作期间不能晾干标本。

（5）建议每个实验室固定组织条包埋顺序（左→右依次包埋或右→左依次包埋）及默认包埋面方向，便于病理医师取材及技师包埋。

（6）包埋时尽量使组织条平展并垂直包埋，注意将组织条保持在同一包埋面，杜绝"一头高、一头低"。

（7）捞片、裱片、烤片过程中保持组织条平直。

2. 息肉样肿物标本（图 1-12）

（1）测量并记录肿物大小、有蒂肿物测量蒂部长度及直径，表面性状、颜色，无蒂肿物寻找基底部切缘。

（2）EMR 切除标本：①如带蒂肿物蒂直径 > 2mm，从蒂中心错开 1mm，错开方向依据

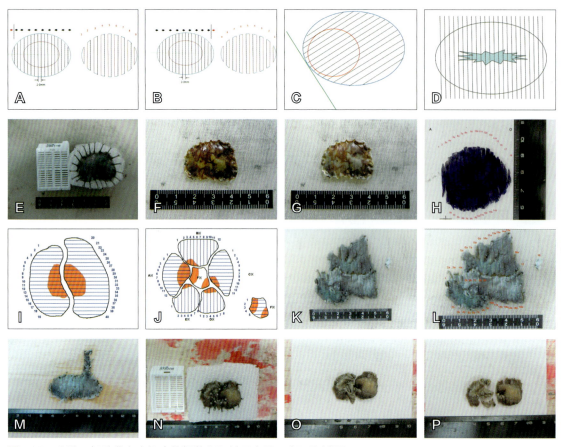

图 1-9　内镜下切除非息肉标本的规范化取材示意图及实际取材图

A、B. 病灶距离水平切缘较远的标本取材示意图，仅包埋方向及组织条包埋顺序不同，应垂直于标本长轴间隔 2～3mm 平行切开组织，图左上方箭头及图右侧组织条红线标记处示组织条包埋方向；A. 除最左侧组织条包埋方向为右侧外，其余组织条包埋方向均为左侧；B. 除最右侧组织条包埋方向为左侧外，其余组织条包埋方向均为右侧，各实验室可根据不同使用习惯灵活选择包埋顺序及包埋方向；C. 病灶距离水平切缘较近标本的取材示意图，应在肿物距切缘最近处做一假想切线（绿线），垂直于此切线，间隔 2～3mm 平行切开标本，组织条包埋顺序及包埋方向选择同 A、B；D. 病灶狭长黏膜标本取材示意图，应垂直于病灶长轴间隔 2～3mm 平行切开标本，利于更详细地观察癌灶；E～G. ESD 切除食管黏膜标准取材过程；E. 标本拔除固定针前拍摄图像；F. 相同组织流水冲洗 30min 并涂碘后所摄图像，黏膜中央见不规则不染区；G. 相同组织切割后所摄图像，碘染色深度减弱；H. 较大黏膜实际取材图，因切除黏膜面积（4.2cm×3.9cm）及黏膜病灶面积（2.3cm×2.1cm）均较大，本科室暂无大组织包埋盒及相应切片机，故将组织在中央切断，切断组织时应尽量避开病灶，图中标示组织条编号方法及组织条包埋方向；I. 不完整切除的 ESD/EMR 标本取材示意图，取材时应注意展示肿物与切缘的关系；J. 不完整切除的 ESD/EMR 标本的取材示意图，取材时应注意展示肿物与切缘的关系，可对组织进行分区编号，亦可连续编号；K. 分块切除 ESD 标本的实际取材图，不破坏拼接黏膜的解剖结构并能展示肿物与切缘的关系；L. 组织条编号方法，18# 组织为切割时破碎黏膜，单独包埋观察；M. 不规则黏膜实际取材示例，细条状伸出黏膜切割方向与其长轴垂直，大块黏膜切割方向亦与其长轴垂直，为更好显示组织切缘，采取不同切割方向；N～P. 碳化且破碎胃黏膜实际取材图；N. 拔除固定细针前拍摄图像；O. 拔除固定针后拍摄图像；P. 组织切割后拍摄图像

实验室默认的包埋面方向而定，目的为预留修蜡块时的损耗，在最终得到的切片中可以展示肿物包含蒂部的最大纵切面；②如带蒂肿物蒂直径≤2mm，则不垂直切开蒂部，完整保留全蒂及蒂上方肿物做一最大纵切面，平行于此切面间隔2～3mm平行切开；③无蒂肿物找到基底部，垂直于基底部间隔2～3mm平行切开。注意带蒂肿物蒂部基底面及无蒂肿物基底部应涂墨标记。

（3）大体摄影：拍摄照片3张，分别为标本固定于伸展板上未拔除固定针前、标本拔除固定针并离开伸展板后、标本改刀（平行切开）后，切开标本后拍摄切面。

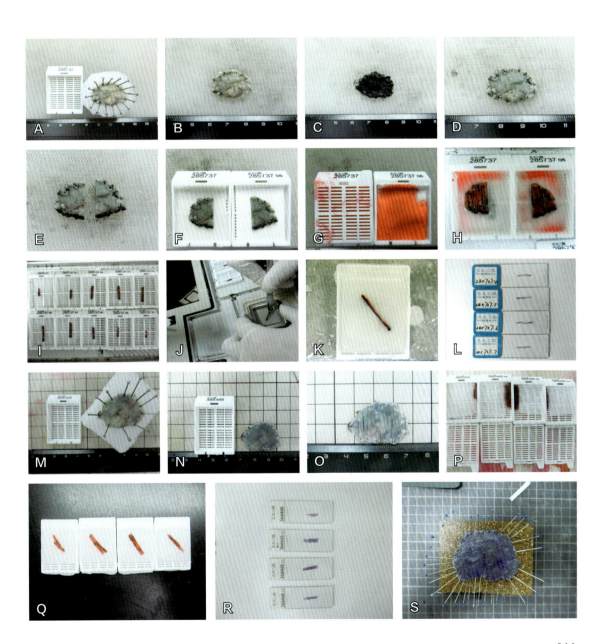

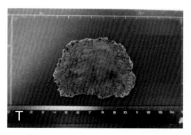 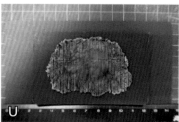 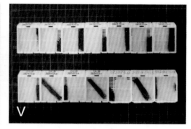

图 1-10　ESD 切除非息肉标本完整处理过程

A. 标本固定于伸展板上未拔除固定针前拍摄的大体照片；B. 标本拔除固定针后拍摄的大体照片；C. 标本基底部涂墨；D. 标本间隔 2～3mm 平行切开后拍摄的照片；E. 将标本一端做标记并将 10 条组织分为两组；F. 将两组组织分别放入包埋盒内，组织下方放入滤纸；G. 组织上方覆盖沾染伊红的滤纸，给其适当压力使其基底面保持平直；H. 脱水完成后的组织；I. 将各组织条按顺序分别放入包埋盒内等待包埋；J. 将组织条按默认方向进行包埋，垂直包埋并保持组织两端在同一水平面上；K. 包埋后的蜡块（未修）；L. 染色后的切片；M～R.ESD 标本多条组织取材、包埋、制片过程；M. 食管 ESD 标本固定于伸展板上未拔除固定针前拍摄的大体照片；N. 标本拔除固定针后拍摄的大体照片；O. 标本平行切开后拍摄照片，因标本用普通大头针固定，部分针眼拔除固定针后见铁锈沉积；P. 将组织条按顺序平行立起叠放，组织条默认包埋面朝下放置在包埋盒一侧，为使组织条服帖叠放，可蘸取伊红或福尔马林溶液，组织条旁放置薄层海绵或切割成一定形状的高密度聚乙烯缓冲材料，通过给组织条适度压力将其基底部推挤平展，但应注意避免因组织过度挤压造成脱水不良；Q、R 分别示多条组织包埋后的蜡块及染色后的切片，需要强调的是，多条组织包埋的理想状态为多条组织分隔一定距离平行排列；S～V. 面积较大的 ESD 切除的胃黏膜标本取材、包埋、制片过程（中央切开），需要特别强调的是，病理医师应当对病灶范围做出评估，尽量保持病灶完整，如无法保证病灶完整，亦应避免在病灶中央切断组织；S～U. 分别示胃黏膜 ESD 标本固定于伸展板上、拔除固定针后、切割后拍摄的照片；V. 多条组织按顺序平行立起叠放，置于 2～13 号包埋盒中，中央被分割的组织按上、下顺序将组织条依次放入包埋盒内，9、11、13 号包埋盒中组织倾斜摆放是为了保持较长组织条的完整性，面积较大的黏膜放入包埋盒时最重要的是要保持组织条的摆放顺序

需要特别强调的是，对内镜医师特别关注的区域或内镜医师已经切开并要求对称剖开的标本，应当采用对称切开的形式，平行于剖线间隔 2～3mm 平行切开，剖线两侧包埋面相反包埋，其目的是将内镜医师关注区域完全展示在显微镜下。

（4）组织块或组织条包埋、制片过程与非息肉肿物内镜下切除标本相似。

（三）手术切除消化道早癌标本的规范化取材、包埋、制片

消化道各部位早癌切除标本应在术前或标本送往病理科前对癌灶进行标记，尤其对于多发病灶，更应标记不同部位，以免漏诊，应在入福尔马林固定前将空腔脏器切开，展平，充分暴露病灶，详细步骤如下：

1. 食管表浅鳞状细胞癌手术切除标本

（1）测量前准备工作：将充分固定过的标本流水冲洗或在清水中浸泡 1h，将标本擦干后涂 0.1%～0.5% 的卢戈碘液显示病灶，可反复多次涂抹增强病灶与周围组织的对比度，但需同时注意避免过度损伤黏膜。

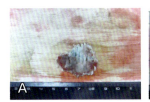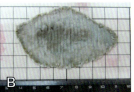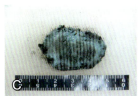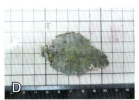
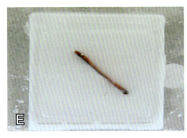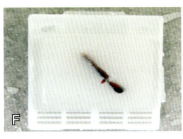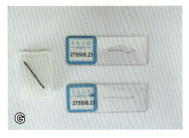

图1-11 在组织取材、包埋、制片过程中可能出现的问题

A. 黏膜并未充分固定，将标本取材，导致组织条切割后收缩且不易定型，为后期制片带来困难。B. ESD 切除面积较大的胃黏膜时切割不当，在病灶中央切断组织。C. 黏膜基底部涂墨太多且未使用吸水纸吸附，导致黏膜切割后墨水通过切口反渗至黏膜表面，影响拍照效果及切片质量。D. 食管黏膜清水冲洗时间太短（不足10min），导致碘染色效果不佳；E. 包埋正确的组织条，组织垂直立埋并保持在同一包埋面；F. 错误的包埋方式，组织虽垂直立埋，但一端深入石蜡，形成组织条"一头高、一头低"。G. 制片过程中可能出现的问题：图左示病理切片对应的蜡块，组织包埋合格；图右上示组织条局部出现"弯曲"，系烤片不当所致；图右下示相同蜡块重切后的病理切片，组织条裱片、烤片操作规范、组织条较平直

（2）观察与测量：观察病灶数量、形态，拟定取材方式；测量食管长度、直径，近端（口侧）切缘及远端（肛侧）切缘周径，如含近端胃，则需测量胃的大弯、小弯长度，测量病灶面积（寻找最长径及与其垂直的最长径；0-Ⅰ型肿物需测量体积）并分别测量病灶距离近端切缘及远端切缘的距离。

（3）病灶处取材：平行于食管长轴方向间隔 3～5mm 平行切开，将病灶区全部取材。

（4）病灶周围取材：日本食管癌学会规定从近端切缘至远端切缘画一直线，直线穿过病灶中央，沿此直线自口侧切缘至肛侧切缘完整取一长条组织。

（5）切缘：①单纯食管切除标本垂直于食管长轴将近端切缘与远端切缘全部取材；②食管及近端胃、近端切缘全部取材，远端切缘则包含在（4）中提到的直线中；③如病灶距切缘＜5mm，则平行于食管长轴将病灶附带切缘全部取材（图1-13A）。

（6）将清扫各组淋巴结全部包埋。

（7）按常规制片。

2. 胃食管交界处早癌切除标本 将胃食管交界处病灶平行于食管长轴方向间隔 3～5mm 平行切开，病灶区全部取材，其余取材内容与食管表浅鳞状细胞癌相同（图1-13B）。

3. 早期胃癌手术切除标本

（1）观察与测量：观察病灶数量、形态，拟定取材方式；测量胃的大弯、小弯长度，近端（口

侧）切缘及远端（肛侧）切缘周径，如标本含小段食管或十二指肠，则需测量食管/十二指肠的长度及直径；测量病灶面积（寻找最长径及与其垂直的最长径；0-Ⅰ型肿物需测量体积）及病灶距离近端切缘及远端切缘的距离。

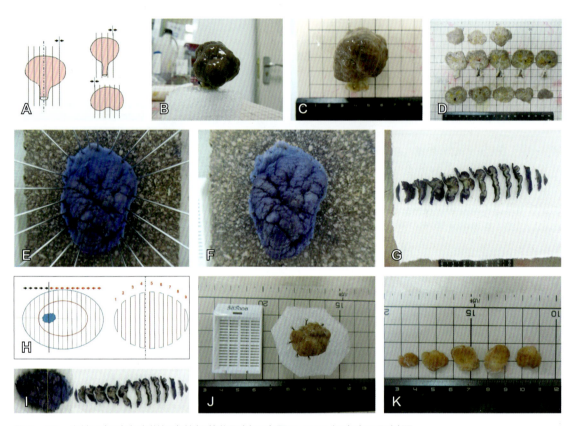

图1-12　内镜下切除息肉样标本的规范化取材示意图及ESD标本实际取材图

A.EMR切除标本的取材示意图，图左示蒂直径＞2mm的带蒂肿物取材方式，从蒂中央（蓝色虚线显示）错开1mm，错开方向根据实验室默认包埋方向决定，平行于此切面间隔3～5mm平行切开肿物，肿物上方箭头代表包埋方向；图右上方示蒂直径≤2mm的带蒂肿物取材方式，完整保留蒂部做一最大纵切面，平行于此切面间隔3～5mm切开肿物，肿物上方箭头代表包埋方向；图右下方示无蒂肿物，垂直于基底部间隔3～5mm平行切开，肿物上方箭头代表包埋方向。B～D.蒂直径＞2mm的带蒂肿物实际取材示意图。B、C.分别示肿物未拔除固定针前及拔除固定针后所拍摄的照片。D.标本平行切割后按顺序摆放所显示的肿物不同区域切面。E～G.结肠无蒂肿物ESD切除标本的取材过程。E、F.分别示标本未拔除固定针前及拔除固定针后所拍摄的照片。G.标本平行切割后按顺序摆放所显示的肿物不同区域切面。H.临床强调病灶镜面切开示意图，图左蓝色区为临床强调观察病灶，黑色粗线为内镜医师剖开处，平行于黑色粗线间隔3～5mm切开肿物，图上方箭头标记包埋方向，图右示组织条包埋顺序及包埋方向（红线代表包埋面）。I.肿物对称包埋实际取材图，图左标本平行切割后，图右示图左黄线标记处将组织对称摆放以完整观察黄线标记周围区域。J、K.显示结肠无蒂肿物EMR切除标本的取材过程。J.示标本未拔除固定针前拍摄的照片。K.标本平行切割后按顺序摆放所显示的肿物不同区域切面（图B、E、J标本由王鹏飞医师提供）

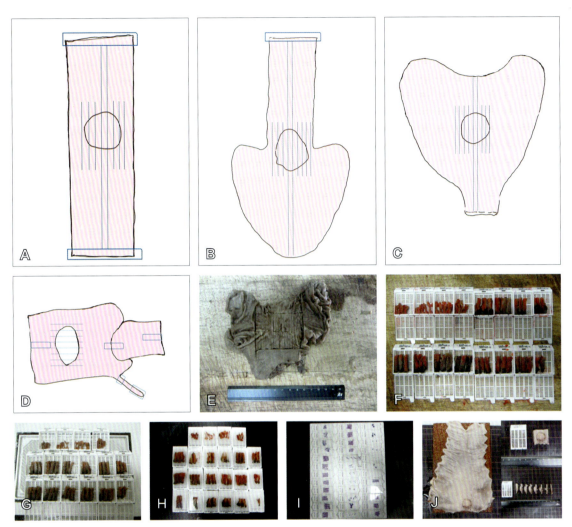

图 1-13 食管、食管胃交界处、胃早癌手术切除标本、回盲部手术切除标本的取材方法（结直肠早癌标本参照食管切除标本取材方法、息肉样肿物取材时参照 ESD 切除息肉样肿物标本取材方法）

A. 食管手术切除标本取材方法，包括：两侧切缘（各 1～2 块）、早癌病灶（沿食管纵轴平行切开、完全取材）、癌周（从近端切缘至远端切缘画一直线，直线穿过病灶中央，沿此直线自口侧切缘至肛侧切缘完整取一长条组织）；B. 胃食管交界处／贲门处病灶手术切除标本取材方法，包括：两侧切缘（各 1～2 块）、早癌病灶（沿食管纵轴平行切开、完全取材）、癌周；C. 胃早癌手术切除标本取材方法，包括：两侧切缘（包含在小弯纵取组织中）、早癌病灶、癌周；D. 回盲部及升结肠早癌手术切除标本取材方法，包括：两侧切缘（各 1～2 块）、早癌病灶、癌周（1～2 块）、回盲瓣、阑尾；E. 手术切除胃早癌标本取材完成后拍摄的照片，因病灶距离近端切缘较近，所以采取病灶与近端切缘"纵取"的方式；F. 组织条放入包埋盒后拍摄的照片；G. 组织脱水后拍摄的照片；H. 蜡块包埋并切片后拍摄的照片；I. 病灶全部包埋后制成的 HE 切片；J. 直肠早癌手术切除标本取材完成后拍摄的照片，因病灶距离肛侧切缘较近，所以采取病灶与肛侧切缘"纵取"的方式，将病灶对应肛侧切缘全部取材，图右下方展示肿物切面

（2）病灶处取材：平行于小弯方向间隔3～5mm平行切开，将病灶区全部取材。

（3）病灶周围取材：日本胃癌学会规定沿小弯侧自近端切缘至远端切缘画一直线，沿此直线将一长条组织全部取材、包埋，长条组织中包含近端及远端手术切缘，应做相应标记。

（4）切缘：如病灶距切缘＞5mm，按步骤（3）中描述取材；如病灶距切缘＜5mm，则平行于小弯将病灶附带切缘全部取材（图1-13C）。

（5）将清扫各组淋巴结全部包埋。

（6）按常规制片。

4. 早期结直肠癌手术切除标本

（1）观察与测量：①观察病灶数量、形态，拟定取材方式；②测量肠管长度、直径，近端（口侧）切缘及远端（肛侧）切缘的周径，如包含回肠，则测量回肠长度及直径；③测量、描述肿物：Ⅰ型肿物记录形状、体积、是否带蒂，Ⅱ型病灶需测量面积，如果肿物带蒂则分别描述头部大小及蒂的长度、直径，记录肿物表面性状、剖面颜色、质地；④测量肿瘤的肠管环周率（肿瘤最大径/肠管横径）；⑤分别测量病灶距离近端切缘及远端切缘的距离（直肠标本需分别测量肿物距离齿状线及皮肤的距离）。

（2）病灶处取材：平行于肠管长轴方向间隔3～5mm平行切开，将病灶区全部取材；带蒂肿物则需参考前述ESD/EMR切除标本要求取材，暴露带蒂肿物的最大面。

（3）病灶周围及切缘：①常规取材：两侧切缘及周围各纵取一条组织，回盲部标本需包含回盲瓣及两侧；②如病灶距切缘＜5mm，则平行于肠管长轴将病灶附带切缘全部取材。

（4）回盲部标本带阑尾者，切开阑尾盲端检视，如无可疑病变，常规取盲端、阑尾中段、阑尾开口活检，如发现阑尾存在病变，则建议将阑尾全部取材（图1-13D）。

（5）将清扫各组淋巴结全部包埋。

（6）按常规制片。

三、镜下观察病理切片、书写病理报告、绘制病变谱系图

（一）镜下观察病理切片

仔细观察每一张切片，评估病灶大小、浸润深度及浸润方式、是否有脉管浸润（特殊染色剂免疫组化染色辅助标记）、水平切缘及垂直切缘是否有癌灶残留（如癌灶距水平切缘＜2mm，应注明癌灶距水平切缘的距离，癌灶浸润黏膜下层同样需注明浸润最深处与垂直切缘的距离），分化型胃癌应做黏液分型，结直肠癌应评估肿瘤出芽分级，特殊类型癌应做相应特殊染色（如怀疑为伴肠母细胞分化的胃腺癌或伴AFP产生的胃癌，应行AFP、Glypican-3、SALL4免疫组化染色证实）。

（二）书写病理报告

标准化的消化道早癌标本病理报告应包含以下内容。

1. 标本部位、标本大小、肿瘤大小、肉眼分型。

2. 标本类型（手术切除方式）、组织学类型、分化程度（量化描述不同组织学类型的比例）。

3. 浸润深度：①如可疑黏膜下层（submucosa，SM）浸润，需进行 Desmin 染色证实；②如已发生黏膜下层浸润，则需测量深度（Desmin 标记黏膜肌层，毁损型浸润需测量肿物表面最低处至浸润最深处距离，局部浸润型则自浸润灶两侧黏膜肌底部画一假想线，测量假想线至浸润最深处的距离，SM1 定义：食管＜200μm、胃＜500μm、肠＜1000μm）。对于带蒂肿物，则采用 Haggitt 分类体系区分黏膜下浸润性癌，如癌局限于头部，则按 SM1 处理（头颈部的划分在蒂最窄处）；如浸润灶下方为淋巴腺复合体，应在报告中注明：SM 浸润深度无法测量，往往伴有淋巴管和小静脉的浸润。

4. 脉管浸润：CD31、CD34、D2-40 分别标记血管内皮细胞及淋巴管内皮细胞；弹性纤维染色标记小静脉管壁。

5. 水平切缘与垂直切缘是否存在病灶残留。

6. 浸润生长方式：INF-a、INF-b、INF-c 分别代表推挤型、混合型及弥漫型浸润方式。

7. 胃早癌 ESD 切除标本：需要关注有无继发溃疡、瘢痕，使用 Masson 染色显示瘢痕，如出现瘢痕需追加手术治疗。

8. 结直肠癌还应判断有无肿瘤出芽（使用低分子量 CK 或 AE1/AE3 标记）及评估肿瘤出芽分级：1 级（低级别）：0～4 个 /200 倍视野；2 级（高级别）：5～9 个 /200 倍视野；3 级（高级别）：≥10 个 /200 倍视野。

9. 回答临床特别关注或做出标记的地方。

（三）绘制病变谱系图（图 1-14）

1. 按照各自实验室包埋顺序，在切割完成后拍摄的大体图片中标记组织条顺序、口肛侧方向，并用箭头标记组织条包埋方向。

2. 确定图例。用不同颜色的线段标记不同性质病变或癌灶的不同浸润深度。

3. 将镜下组织条方向与大体图片中组织条方向相对应，用不同颜色、性质线段按比例标记不同病变在大体图片中相应组织条的位置，出现病灶的组织逐一标记，最终画出完整的病变谱系图（图 1-14A～C）。在测量癌灶面积时需要注意，应根据病变谱系图勾勒出的病灶轮廓，寻找横轴最长径位置，然后垂直于横轴寻找纵轴最长径，最终得出病灶面积（图 1-14D）。

需要强调的是，要准确绘制病变谱系图，在前述取材、包埋、切片、烤片过程中均需注意质控，既要保证组织条的包埋顺序、方向与切割后大体摄影图片中一致，又要在裱片、烤片过程中保证组织条平直以利于测量病灶在组织条中的比例，整个过程环环相扣、缺一不可。

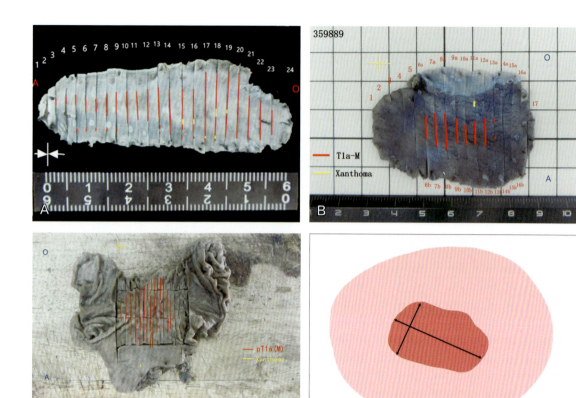

图 1-14 绘制完成后的病变谱系图（用不同颜色的线条标记不同浸润深度或不同病变，并用图例说明）
A. 食管 ESD 切除标本绘制完成后的病变谱系图；B. 胃 ESD 切除标本绘制完成后的病变谱系图；C. 远端胃手术切除标本绘制完成后的病变谱系图，黄线标记黄色瘤区域，红线标记癌的浸润深度及病变范围；D. 病灶面积测量的模式图：深红色区域为假想病灶，测量面积时应根据病变谱系图勾勒出的病灶轮廓，寻找横轴最长径位置，然后垂直于横轴寻找纵轴最长径，最终得出病灶面积

第二章

上消化道早癌 ESD 切除病例

病例一

一、病史简介

患者男性，63 岁，因"进食后胃灼热 20 余年，上腹不适 1 个月"前来就诊。患者入院前 20 年有进食后出现胃灼热症状，偶有反酸不适，无发热寒战，无胸闷气短，无恶心呕吐，无腹痛腹泻，无呕血、黑便，间断服用药物治疗（具体名称及剂量不详），入院前 2 个月上腹胀痛不适，进食后胃灼热症状较前加重，遂就诊于某省级医院行胃镜检查，胃镜诊断：①食管炎（A 级）；②胃多发息肉（山田Ⅱ型）；③萎缩性胃炎伴糜烂；④十二指肠球炎。入院前 1 个月复查胃镜示：①食管凹陷性病变；②胃多发息肉切除术。1 周后再次复查胃镜示：食管早癌，建议 ESD 治疗。病检回报：食管鳞状上皮高级别上皮内瘤变，胃窦灶状区域低级别上皮内瘤变。遂来我院行胃镜检查示：①食管多发黏膜病变（上段早癌、中段异型增生）；②胃窦增生性病变（EEC？）。行病理检查示：胃窦前壁个别腺体呈高级别上皮内瘤变。入院后各项检查显示患者无明显手术禁忌证，遂行 ESD 剥离食管黏膜病灶。并于 ESD 术后 2 个月后行胃窦黏膜 ESD 及食管探条扩张术。

二、内镜检查及治疗

（一）内镜下所见

1. **食管、贲门** 距门齿 22～25cm，黏膜略粗糙，血管网模糊，窄带成像联合放大内镜（narrow band imaging combined magnifying endoscopy，NBI+ME）观察血管网明显延长、扭曲，病变界线欠清（图 2-1A～E）。距门齿 30～36cm 前壁仅见血管网模糊。NBI+ME 观察血管网增粗增多，应用卢戈碘液染色后食管上段病变呈地图样淡染区，部分不染，位置正常，未见溃疡及赘生物（图 2-1H～L）。

2. **胃** 各部形态如常，蠕动良好，腔内潴留液适中、清亮；胃底可见灰白色表浅小息肉；胃体黏膜红白相间，以红为主；胃角形态正常，光滑，弧度存在；胃窦见多处疣状增生，但胃窦前壁近胃体可见一处黏膜局限性隆起，表面欠光滑，色泽稍红，约 1.0cm×0.8cm 大小，放大胃镜观察见血管网增多增粗（图 2-1N～P）；幽门口圆，开闭良好，未见胆汁反流。

3. **十二指肠** 球部及降部未见异常。

（二）超声内镜所见

食管中段黏膜病变处黏膜浅层略增厚、呈低回声，局部黏膜浅层缺损，其余层次结构完整（图 2-1F）；胃窦溃疡性病变处黏膜浅层缺损，中央见高回声，其余层次结构完整（图 2-1Q）。

（三）内镜诊断

食管中段癌 T1a 期

胃窦黏膜病变（EEC?）

（四）ESD 治疗

食管（图 2-1G、M）及胃窦前壁（图 2-1R）三处病灶经 ESD 分次切除，切除黏膜经展平、定位后，放入 10%NBF 中固定并常规送病理检查。

三、活检病理诊断

（胃窦前壁）胃黏膜低级别上皮内瘤变，部分区域呈高级别上皮内瘤变；周围胃黏膜呈黏膜慢性炎症，急性炎症活动期（中性粒细胞+）（图 2-2）。

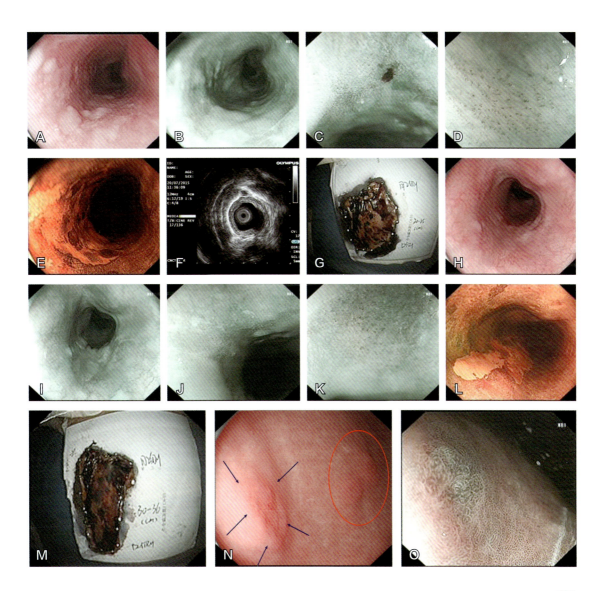

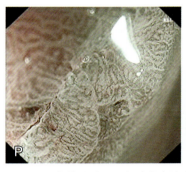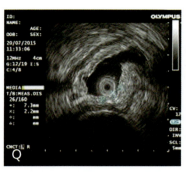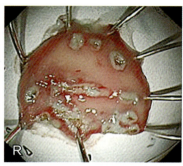

图 2-1　食管黏膜及胃窦黏膜病灶内镜下观察及治疗所见

A. 白光下观察食管距门齿 20～25cm 处病灶，食管见一不规则黏膜粗糙区，表面表浅隆起，中央夹杂不规则轻微凹陷；B.NBI 下观察相同部位病灶；C、D.NBI+ME 进一步观察不染区，示黏膜血管增粗、扭曲、延长；E. 相同部位卢戈碘液染色后白光下观察图像，病灶呈地图样，淡染与深染区错杂；F. 超声探查食管中段黏膜病变处，黏膜浅层略增厚、呈低回声，局部黏膜浅层缺损，其余层次结构完整；G. 相同部位病灶 ESD 切除并经卢戈碘液染色后拍摄照片，黏膜中央见地图样不染区或淡染区；H. 白光下观察食管距门齿 30～36cm 处病灶，见一纵行不规则病灶，黏膜略粗糙；I.NBI 下观察病灶；J、K.NBI+ME 进一步观察不染区，示血管网模糊，局部血管增粗；L. 相同部位卢戈碘液染色后白光下观察图像，见一纵行不染区；M. 相同部位病灶 ESD 切除并经卢戈碘液染色后拍摄照片，黏膜中央见纵行不染区或淡染区；N. 白光下观察胃窦部，胃窦见多处疣状增生（红圈标记），胃窦前壁近胃体部见一处黏膜局限性隆起（蓝色箭头标记），表面欠光滑，色泽稍红；O.NBI 下观察胃窦部病灶；P.NBI+ME 观察蓝色箭头标记区域，见血管网增多增粗；Q. 超声探查（活检后行超声内镜）胃窦前壁病灶，黏膜浅层缺损，中央见高回声（活检致浅溃疡形成），其余层次结构完整；R. 胃窦病灶 ESD 切除后拍摄照片（黏膜伸展并固定在泡沫板上）

四、ESD 术后病理检查

（一）ESD 切除黏膜大体检查（食管黏膜未行大体摄影）

1. 食管距门齿 30～36cm ESD 切除标本　灰白灰红色不规则黏膜组织一块，大小 4.6cm×2.5cm×0.2cm，黏膜中央见一不规则区，大小 2.5cm×1.3cm，肿物距离切缘最近处 0.2cm，间隔 2～3mm 连续切开，并按顺序单独包埋，共取材 13 块（5#、6# 组织为病灶距离侧切缘最近处），标本未进行大体摄影。

2. 食管距门齿 20～25cm ESD 切除标本　灰白灰红色不规则黏膜组织一块，大小 4.1cm×3cm×0.2cm，黏膜中央见一不规则黏膜粗糙区，大小 2cm×1.5cm，距侧切缘最近处 0.5cm，间隔 2～3mm 连续切开，并按顺序单独包埋，共取材 13 块（19# 组织为病灶距离侧切缘最近处），标本未进行大体摄影。

3. 胃窦前壁 ESD 切除标本　灰白色不规则黏膜组织一块，大小 2.8cm×1.9cm×0.1cm，黏膜中央见一不规则黏膜粗糙区，大小 1cm×0.6cm，间隔 2～3mm 连续切开，并按顺序单独包埋，共取材 9 块（图 2-3）。

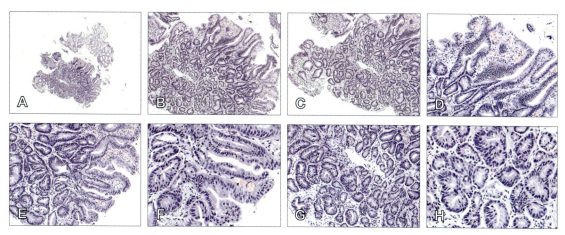

图 2-2 胃窦黏膜活检病理切片镜下所见

A. 黏膜组织定向不佳,其中 1 粒胃黏膜腺体异常(40×);B、C. 异常黏膜局部放大(100×),B. 小凹开口紊乱,C. 黏膜糜烂,固有层内见异型腺体;D、E.B 局部放大(200×),示小凹开口紊乱,上皮局部细胞复层增生,核上移至顶层,顶层可见核分裂象;E. 局部异型小凹上皮形成"搭桥"现象;F.E 局部放大(400×),示异型细胞"搭桥"现象;G.C 局部放大(200×),示部分腺体形态不规则,上皮局部复层增生,核上移至顶层;H.G 局部放大(400×)

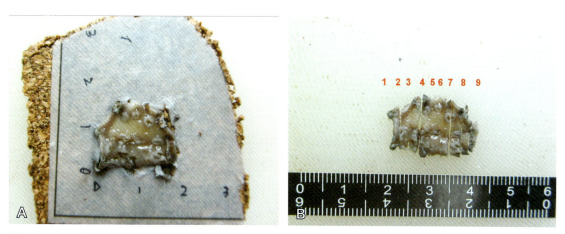

图 2-3 ESD 切除胃窦黏膜标本大体摄影图片(标本经 10%NBF 固定 24h 后)

A. 胃窦黏膜标本大体摄影图片(拔除固定针后);B. 胃窦黏膜平行连续切开后标本大体摄影图片

(二)镜下所见

1. 食管距门齿 30～36cm ESD 标本 取材深达黏膜下层,1～13# 组织部分区域 1/2 以下见异型细胞,2～12# 组织鳞状上皮表面角化不全,上皮 1/2 以上见异型细胞,3～11# 组织部分区域全层见异型细胞,细胞极向紊乱,中底层异型细胞大部分呈梭形,胞质嗜酸或双嗜性,核质比增大、异型深染,7～9#、11# 组织局部皮脚下延,见浸润性生长的异型细胞巢团(图 2-4～图 2-7)。

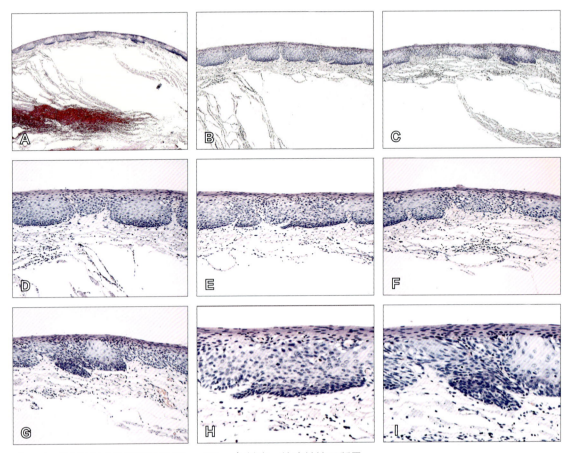

图2-4　7#组织（食管距门齿30～36cm）其中一处病灶镜下所见

A.7#组织其中一处病灶（40×），标本取材深达黏膜下层，病灶表面平坦；B、C.A病灶局部放大（100×），上皮表面角化不全，2/3以上见异型细胞，细胞极向紊乱，胞质嗜酸或双嗜性，核质比增大、异型深染，局部可疑早期浸润；D、E.B局部放大（200×），H.E局部放大（400×），示皮脚局部不规则外延，出现早期浸润；F、G.C局部放大（200×）；I.G局部放大（400×），示上皮基底部结构紊乱，皮脚不规则外延，上皮下明显的异型细胞巢团为鳞状细胞癌累及导管

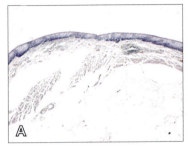
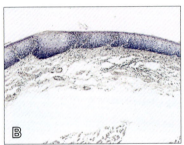
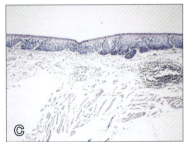

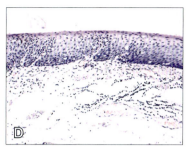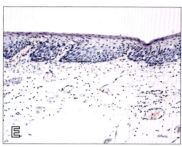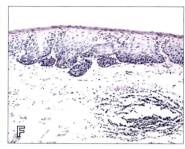

图 2-5　7# 组织（食管距门齿 30～36cm）另一处病灶镜下所见

A.7# 组织另一处病灶（40×），标本取材深达黏膜下层，病灶表面平坦，固有层内见淋巴滤泡；B、C.A 病灶局部放大（100×），上皮表面角化不全，2/3 以上见异型细胞，细胞极向紊乱，胞质嗜酸或双嗜性，核质比增大、异型深染，局部出现早期浸润；D.B 局部放大（200×），E、F.C 局部放大（200×），示上皮基底部结构紊乱，皮脚不规则外延，局部形成早期浸润癌巢，固有层淋巴细胞浸润，局部形成淋巴滤泡

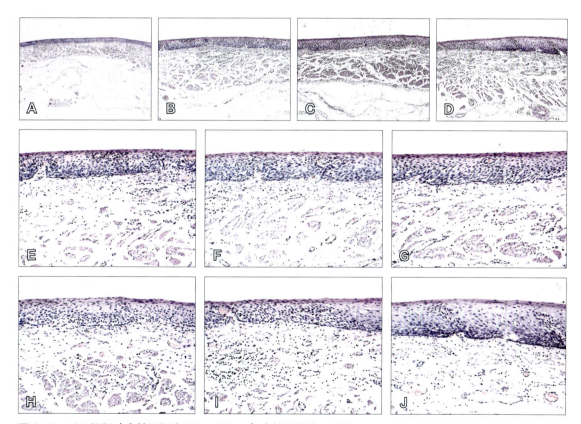

图 2-6　10# 组织（食管距门齿 30～36cm）病灶局部镜下所见

A.10# 组织病灶局部（40×），标本取材深达黏膜下层，病灶表面平坦；B～D.A 病灶局部放大（100×），上皮表面角化不全，全层见异型细胞，细胞极向紊乱，中底层细胞大部分呈梭形，胞质嗜酸或双嗜性，核质比增大、异型深染；E～J. 分别为 B～D 局部放大（200×）

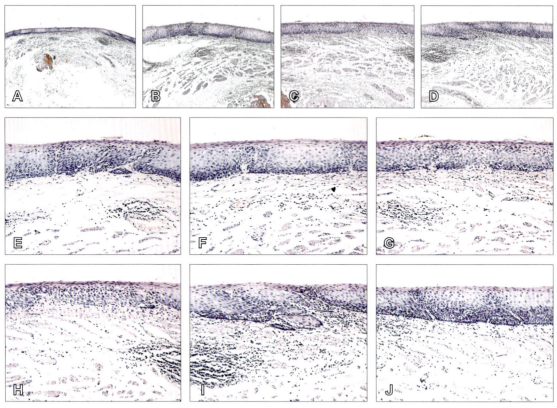

图2-7 11#组织（食管距门齿30~36cm）病灶局部镜下所见

A.11#组织病灶局部（40×），标本取材深达黏膜下层，病灶表面平坦；B~D.A病灶局部放大（100×），上皮表面角化不全，全层见异型细胞，细胞极向紊乱，中底层细胞大部分呈梭形，胞质嗜酸或双嗜性，核质比增大、异型深染，局部见早期浸润灶，固有层淋巴细胞浸润，淋巴滤泡形成；E~J.分别为B~D局部放大（200×）

2. 食管距门齿20~25cm ESD标本 取材深达黏膜下层，14~26#组织部分区域1/2以下见异型细胞，16~23#、25#组织鳞状上皮表面角化不全，1/2以上见异型细胞，16~22#组织部分区域全层见异型细胞，细胞大小不一、极向紊乱，胞质嗜酸或双嗜性，核质比增大、异型深染，16#、18#、19~22#组织局部皮脚下延，见浸润性生长的异型细胞巢团（图2-8~图2-13）。

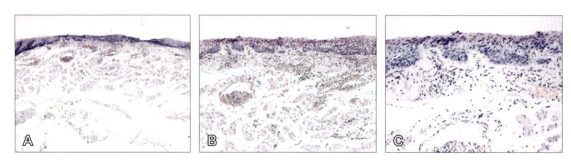

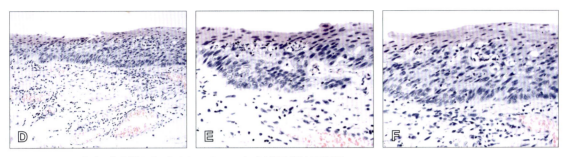

图 2-8 16# 组织（食管距门齿 20～25cm）病灶局部镜下所见

A.16# 组织病灶局部（40×），标本取材深达黏膜下层，病灶表面平坦；B.A 病灶局部放大（100×），上皮表面角化不全，全层见异型细胞，细胞极向紊乱，中底层细胞大部分呈梭形，胞质嗜酸或双嗜性，核质比增大、异型深染，局部见早期浸润灶，上皮细胞间及上皮下数量不均的淋巴细胞、少量中性粒细胞浸润；C、D.B 局部放大（200×），C. 基底细胞排列紊乱，局部可疑早期浸润；E.C 局部放大（400×），示可疑浸润灶；F.D 局部放大（400×），示上皮表面角化不全，细胞极向紊乱，细胞大多呈梭形，胞质双嗜性，核质比增大、异型深染，基底细胞排列紊乱，上皮细胞间较多淋巴细胞、少量中性粒细胞浸润

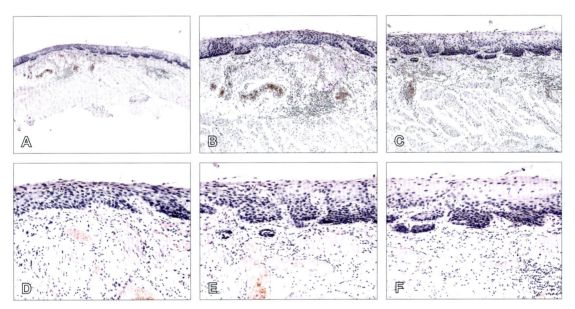

图 2-9 18# 组织（食管距门齿 20～25cm）病灶局部镜下所见

A.18# 组织病灶局部（40×），标本取材深达黏膜下层，病灶表面平坦，固有层内见淋巴细胞聚集成团；B、C.A 局部放大（100×），示原位鳞状细胞癌病灶，局部出现早期浸润；D.B 局部放大（200×）；E、F.C 局部放大（200×），示上皮表面角化不全，全层见异型细胞，细胞大小不一、极向紊乱，胞质嗜酸或双嗜性，核质比增大、异型深染，E. 膨胀性浸润，皮脚融合下延，深度超出周围表皮基底部连线；F. 上皮下出现少量浸润性生长的异型细胞巢

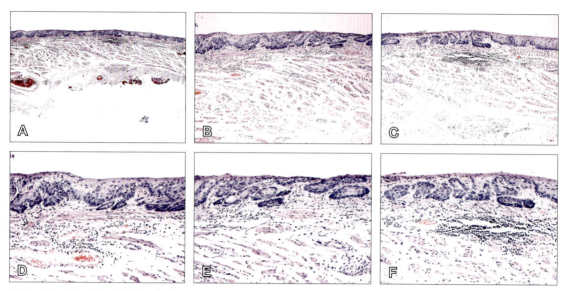

图2-10 19#组织（食管距门齿20～25cm）病灶局部镜下所见

A.19#组织病灶局部（40×），标本取材深达黏膜下层，病灶表面平坦，固有层内见淋巴滤泡形成；B、C.A局部放大（100×），示原位鳞状细胞癌病灶，局部出现早期浸润；D、E.B局部放大（200×）；F.C局部放大（200×），示上皮表面角化不全，全层见异型细胞，细胞大小不一、极向紊乱，胞质嗜酸或双嗜性，核质比增大、异型深染，固有层局部出现浸润性生长的异型细胞巢，部分巢团中央异型细胞出现角化

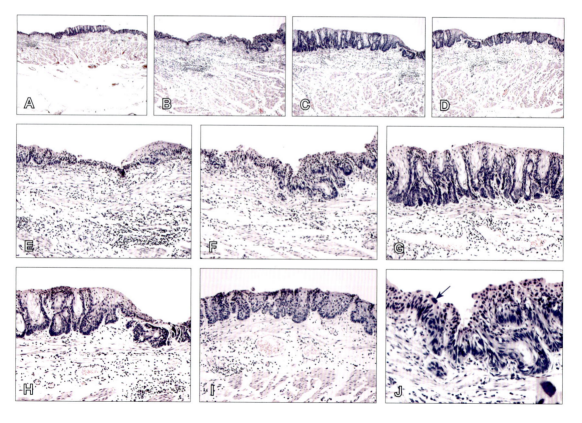

图 2-11 20# 组织（食管距门齿 20～25cm）病灶局部镜下所见

A.20# 组织病灶局部（40×），标本取材深达黏膜下层，病灶表面平坦或轻度隆起，固有层内见淋巴滤泡形成；B～D.A 局部放大（100×），示原位鳞状细胞癌病灶，局部出现早期浸润；E～I.分别为 B～D 局部放大（200×），示上皮表面角化不全，局部糜烂，全层见异型细胞，细胞大小不一、极向紊乱，胞质嗜酸或双嗜性，核质比增大、异型深染，局部出现浸润性生长的异型细胞巢团，部分巢团中央异型细胞出现角化；J.E 局部放大（400×），上皮表层见病理性核分裂象（蓝色箭头），右下角为病理性核分裂象局部放大

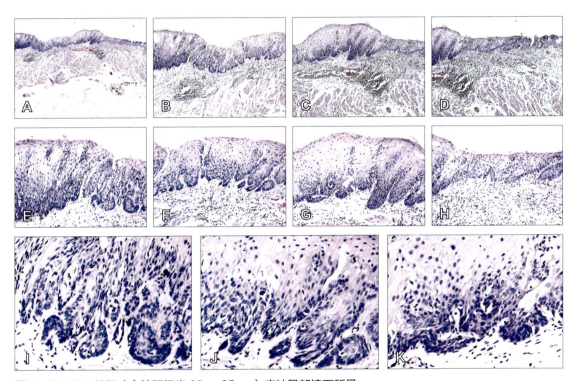

图 2-12 21# 组织（食管距门齿 20～25cm）病灶局部镜下所见

A.21# 组织病灶局部（40×），标本取材深达黏膜下层，病灶表面平坦或轻度隆起，固有层内见淋巴滤泡形成；B～D.A 局部放大（100×），示原位鳞状细胞癌病灶，局部出现早期浸润；E、F.B 局部放大（200×）；G、H.分别为 C、D 局部放大（200×），示上皮表面角化不全，下 1/2 至全层见异型细胞，细胞大小不一、极向紊乱，胞质嗜酸或双嗜性，核质比增大、异型深染，局部出现早期浸润灶，G.图左异型细胞主要位于上皮下 1/2，基底部结构紊乱，皮脚不规则下延，考虑为基底层型鳞状细胞癌（K 为 G 基底部局部放大）；I、J.分别为 E、F 局部放大（400×）；K.基底部出现早期浸润灶

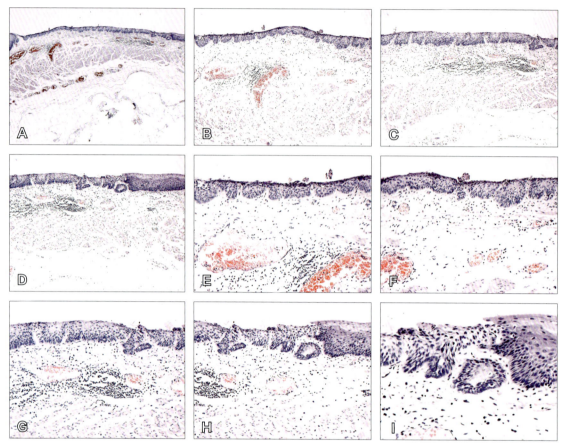

图 2-13 21# 组织（食管距门齿 20～25cm）另一处病灶局部镜下所见

A.21# 组织另一处病灶局部（40×），标本取材深达黏膜下层，病灶表面平坦，固有层内见淋巴滤泡形成；B～D.A 局部放大（100×），示原位鳞状细胞癌病灶，局部出现早期浸润；E、F.B 局部放大（200×）；G、H.D 局部放大（200×），示上皮表面灶性糜烂，全层见异型细胞，细胞大小不一、极向紊乱，胞质嗜酸或双嗜性，核质比增大、异型深染，局部出现早期浸润灶；I.H 局部放大（400×），示基底部出现早期浸润灶

3. 胃窦前壁 ESD 切除标本 ESD 取材深达黏膜下层，4# 组织局部小凹开口紊乱，腺体结构异常，上皮细胞极性紊乱，胞质嗜酸性，核质比增大，核膜清晰，核仁明显，核分裂象可见，癌局限于黏膜内，癌灶距水平切缘最近处 8mm。Desmin 标记黏膜肌层平滑肌细胞，CD31、D2-40 标记脉管腔内皮细胞示脉管腔内未见瘤栓（图 2-14）。

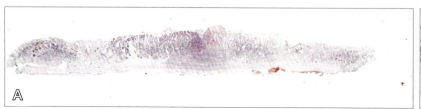
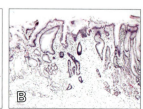

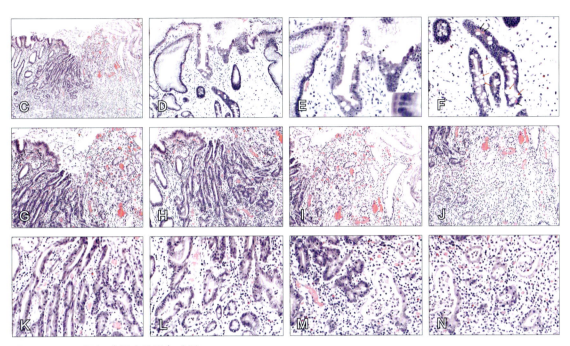

图 2-14　4# 组织（胃窦前壁）病灶

A.4# 组织全景（40×），标本取材深达黏膜下层，病灶表面表浅压低；B、C.A 局部放大（100×），B. 癌旁胃黏膜局部呈萎缩性胃炎重度，伴腺体肠化（完全性肠化生）；C. 左侧示黏膜内高分化管状腺癌病灶，右侧示肉芽组织，肉芽组织内见变性异型腺体，提示为活检后组织修复性改变；D.B 局部放大（200×），示被覆上皮部分为黏液柱状上皮、部分为小肠吸收上皮，小肠吸收上皮及腺上皮细胞间夹杂杯状细胞及少量潘氏细胞；E、F.D 局部放大（400×），E. 小肠吸收上皮，胞质嗜酸性，顶部有微绒毛，核呈立方形，位于细胞基底部，细胞间夹杂杯状细胞（胞质内富含黏液空泡，右下角示小肠吸收细胞腔缘微绒毛为蓝色小框局部放大；F. 黑色箭头示潘氏细胞，红色箭头示杯状细胞，提示此处存在完全性小肠化生；G～J.C 局部放大（200×），G. 黏膜内癌与肉芽组织相邻；H. 黏膜内癌，小凹开口紊乱，腺体结构失常，上皮细胞极性紊乱，胞质嗜酸性，核质比增大，核膜清晰，核仁明显，核分裂象可见；I、J. 肉芽组织；肉芽组织内见变性异型腺体；K～M.H 局部放大（400×）；M. 左侧为异型腺体，右侧为变性异型腺体；N.J 局部放大（400×），示肉芽组织内含变性异型腺体

（三）病变谱系图（图 2-15）

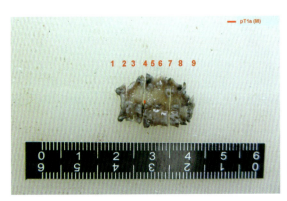

图 2-15　绘制完成后的胃窦前壁黏膜 ESD 切除标本病变谱系图

（四）病理诊断

1. 食管距门齿 30～36cm ESD 切除标本　0-Ⅱb 型鳞状细胞癌，癌侵及黏膜固有层（LPM，INF：c，7～9#、11#），脉管腔内未见瘤栓；癌周鳞状上皮呈低级别上皮内瘤变；水平切缘（4mm，6#）及垂直切缘未见癌侵及。

0-Ⅱb, SCC, pT1a-LPM, INFc, pUL0, Ly0, V0, pHM0, pVM0

2. 食管距门齿 20～25cm ESD 切除标本　0-Ⅱb+Ⅱa 型鳞状细胞癌，癌侵及黏膜固有层（LPM，INF：c，16#、18#、19～22#），脉管腔内未见瘤栓，癌周鳞状上皮呈低级别上皮内瘤变，水平切缘（3mm，19#）及垂直切缘未见癌侵及。

0-Ⅱb+Ⅱa, SCC, pT1a-LPM, INFc, pUL0, Ly0, V0, pHM0, pVM0

3. 胃窦前壁 ESD 切除标本　0～Ⅱc 型高-中分化管状腺癌（tub1＞tub2），癌灶直径 7mm，癌局限于黏膜固有层（pT1a-M），脉管腔内未见瘤栓，垂直切缘及水平切缘未见癌侵及；癌周胃黏膜呈萎缩性胃炎中-重度，伴中度肠化；癌灶边缘见肉芽组织，肉芽组织中见变性异型腺体，考虑与前次活检相关。

0-Ⅱc, tub1＞tub2, pT1a-M, 7mm×7mm, pUL0, Ly0, V0, pHM0, pVM0

病例二

一、病史简介

患者男性，66岁，因"间断腹痛2周"收住入院，入院前外院门诊胃镜观察：距门齿28～29cm 2点钟方向见一1.0cm×1.0cm大小黏膜糜烂、粗糙区，十二指肠球腔前壁见一直径0.3cm圆形隆起。胃镜诊断：食管黏膜病变待检；萎缩性胃炎；十二指肠球部息肉，于食管距门齿28～29cm处取食管黏膜行病理检查，当地医院诊断结果及本院病理会诊结果均为：鳞状上皮中-重度异型增生。入院后超声胃镜诊断：食管中段黏膜病变（高级别上皮内瘤变多考虑）。胸部CT示：①食管壁未见异常增厚及强化改变；②Ⅲ型肺结核。患者心、肺、肝、肾功能，常规止凝血检查无明显异常，无明显手术禁忌证，全科讨论后同意行ESD。

二、内镜检查

（一）内镜所见

距门齿27.5～29cm可见纵行地图状黏膜病变，表面粗糙；NBI+ME观察病变IPCL极性消失，扭曲、增粗，碘染色后白光观察见不规则大片状淡染区（图2-16A～D）。食管其余各部黏膜光滑未见曲张静脉、溃疡及赘生物生长。胃各部形态完整，黏液湖清亮。

（二）超声内镜所见

食管中段病变处管壁略增厚，以第一层为主，呈低回声，黏膜下层连续完整，周边未探及肿大淋巴结（图2-16E）。

（三）内镜诊断

食管中段黏膜病变（高级别上皮内瘤变多考虑）。

（四）ESD治疗

食管病灶经ESD切除，切除黏膜经展平（图2-16F）、定位后、放入10%NBF中固定并常规送病理检查。

三、病理检查

（一）外院切片会诊结果

（食管）鳞状上皮中-重度异型增生（图2-17）。

（二）大体检查

灰白色不规则黏膜组织一块，大小2.8cm×1.9cm×0.1cm，黏膜表面见一不规则黏膜粗

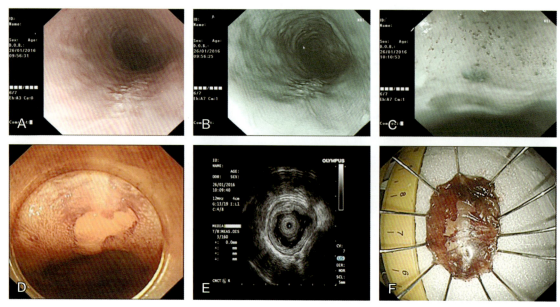

图 2-16 食管黏膜病灶内镜下检查及治疗所见

A. 白光下观察见食管黏膜粗糙；B.NBI 观察病灶；C.NBI+ME 观察病变处示鳞状上皮内乳头状毛细血管襻（ICPL）极性消失，扭曲、增粗；D. 碘染色后白光观察见不规则大片状淡染区；E. 食管病变处超声探查局部黏膜层略增厚，以第一层为主，呈低回声，黏膜下层连续完整；F.ESD 术后内镜采集的食管黏膜标本图片（黏膜已伸展并固定在伸展板）

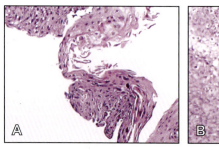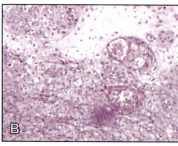

图 2-17 外院活检病理切片镜下所见

鳞状上皮 1/2 以上至全层见异型细胞，细胞极向紊乱，核质比增大、异型深染

糙区，大小 1cm×0.6cm，间隔 2～3mm 连续切开，并按顺序单独包埋，共取材 10 块（图 2-18）。

（三）镜下所见

ESD 标本取材深达黏膜下层，4～6#、8# 组织上皮 1/2 以上至全层见异型细胞，细胞极向紊乱，胞质嗜酸或呈双嗜性，核质比增大、异型深染，局部出现"出芽"现象，脉管腔内未见瘤栓，侧切缘及垂直切缘未见癌侵及（图 2-19～图 2-21）。

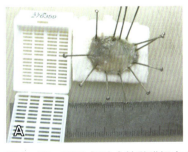 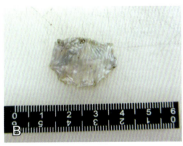 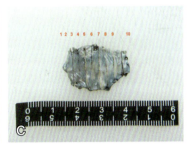

图 2-18　ESD 切除食管黏膜标本大体摄影图片（经 10%NBF 固定 24h 后）

A、B. 食管黏膜标本拔除固定针前后所拍摄的图片；C. 食管黏膜平行连续切开后大体摄影图片

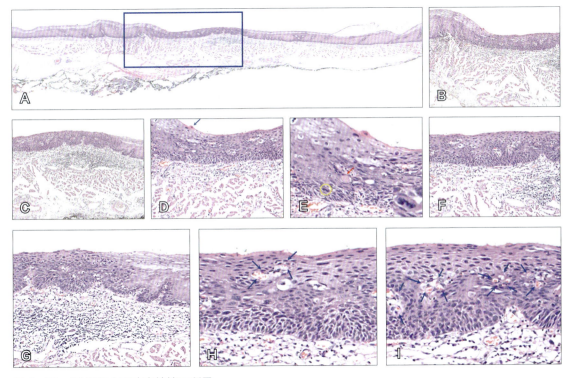

图 2-19　4# 组织主要病变处镜下所见

A.4# 组织主要病变处，标本取材深达黏膜下层；B、C. 分别为蓝框左、右侧区域组织局部放大（100×），示病灶主要局限于鳞状上皮内；D.B 局部放大（200×），示鳞状上皮全层见异型细胞，上皮细胞胞质嗜酸或呈双嗜性，核质比增大、异型深染，表层见异常不全角化细胞（蓝色箭头），基底细胞异型显著，排列紊乱，固有层内较多淋巴细胞浸润；E.D 局部放大（400×），上皮下 1/3 见病理性核分裂象（黄色圆圈，图右下角为圆圈处放大）及角质坏死细胞（红色箭头），上皮细胞间少量淋巴细胞浸润；F、G.C 局部放大（200×），示鳞状上皮全层见异型细胞，上皮细胞胞质嗜酸或呈双嗜性，核质比增大、异型深染，表层见异常角化细胞，基底细胞异型显著，排列紊乱，皮脚下延、融合，固有层内较多淋巴细胞浸润；H、I. 为 F 局部放大（400×），H. 上皮中表层见 IPCL 迂曲扩张（蓝色箭头指示），I. 上皮中部见增生毛细血管（蓝色箭头指示），上皮细胞间少量淋巴细胞及嗜酸性粒细胞浸润，基底细胞异型显著，排列紊乱

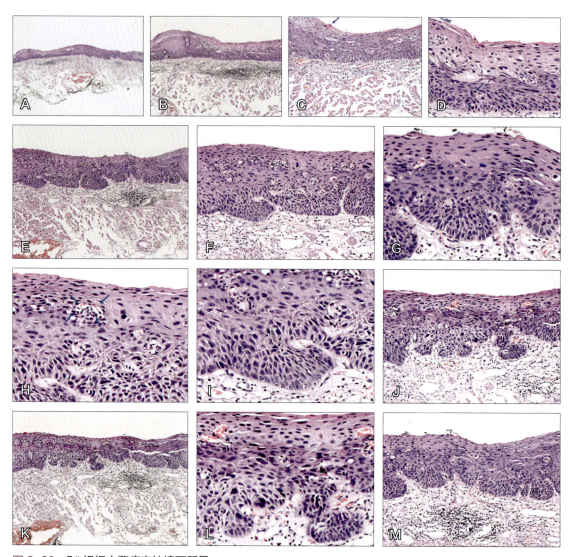

图 2-20 5# 组织主要病变处镜下所见

A.5# 组织主要病变处，标本取材深达黏膜下层；B、C. 分别为 A 左、右侧局部放大（100×），鳞状上皮全层见异型细胞，病灶下方黏膜固有层内较多淋巴细胞浸润；D.B 局部放大（200×），示鳞状上皮全层见异型细胞，上皮细胞胞质嗜酸或呈双嗜性，核质比增大、异型深染，表层见异常不全角化细胞，基底细胞异型显著，排列紊乱，固有层内较多淋巴细胞浸润；E.D 局部放大（400×），上皮下 1/3 见核分裂象，上皮细胞间少量淋巴细胞浸润；F、G.C 局部放大（200×），示鳞状上皮全层见异型细胞，上皮细胞胞质嗜酸或呈双嗜性，核质比增大、异型深染，表层见不全角化细胞，基底细胞异型显著，排列紊乱，皮脚下延、融合，固有层内较多淋巴细胞浸润（G）；H、I.F 局部放大（400×），H. 上皮表层见角化不全细胞，中表层见增生毛细血管（蓝色箭头指示），I. 示不规则下延皮脚，上皮细胞间少量淋巴细胞浸润；J.G 局部放大（400×），示皮脚不规则下延、融合，基底细胞异型显著，排列紊乱，基底膜不光滑，局部出现早期浸润；K.C 相同区域深切后（100×），L（200×）、M（400×）为 K 局部放大，示局部出现早期浸润

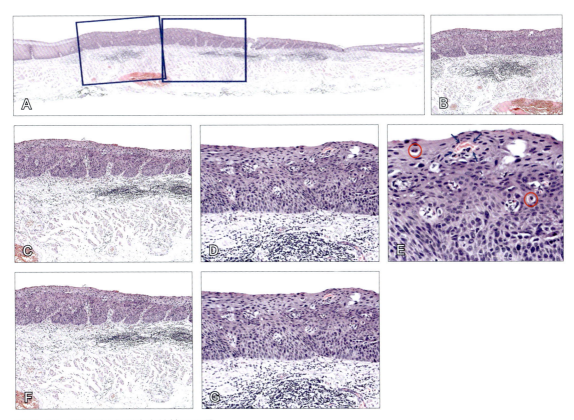

图 2-21　6# 组织主要病变处镜下所见

A.6# 组织主要病变处，标本取材深达黏膜下层；B、C 分别为左侧、右侧蓝框区域组织局部放大（100×），示病灶主要局限于鳞状上皮内，固有层内淋巴细胞多灶性浸润；D.B 局部放大（200×），示鳞状上皮全层见异型细胞，上皮细胞胞质嗜酸或呈双嗜性，核质比增大、异型深染，表层见异常不全角化细胞，皮脚不规则下延、融合，基底细胞异型显著，固有层内较多淋巴细胞浸润，提示发生早期浸润；E.D 局部放大（400×），鳞状上皮内见凋亡小体（红圈标记），表层见增生毛细血管（蓝色箭头标记），上皮细胞间见少量淋巴细胞、嗜酸性粒细胞浸润；F.C 局部放大（200×），示鳞状上皮全层见异型细胞，上皮细胞胞质嗜酸或呈双嗜性，核质比增大、异型深染，表层见不全角化细胞，皮脚不规则下延、融合，基底细胞异型显著、排列紊乱；G.F 局部放大（400×），示皮脚不规则下延、融合，基底细胞异型显著、排列紊乱，局部出现早期浸润，上皮细胞间见少量淋巴细胞浸润

（四）病变谱系图（图 2-22）

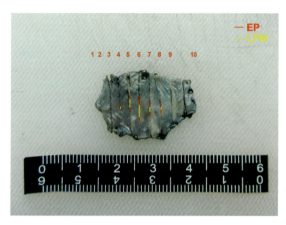

图 2-22　绘制完成后的食管黏膜 ESD 切除标本病变谱系图

（五）病理诊断

<u>食管距门齿 27～29cm ESD 切除标本</u>　0-Ⅱb 型鳞状细胞癌，癌浸润黏膜固有层（LPM，INF：b），癌灶面积 11mm×8mm，脉管腔内未见瘤栓，水平切缘、垂直切缘未见癌侵及。

0-Ⅱb+Ⅱa, SCC, pT1a-LPM, INFb, 11mm×8mm, pUL0, Ly0, V0, pHM0, pVM0

病例三

一、病史简介

患者女性，73岁，因"间断反酸1年"收住入院，患者入院前1个月就诊于当地市人民医院，行胃镜检查示：胃体小弯侧见一大小约1.2cm×1cm浅凹陷糜烂病变，内镜诊断为"胃体黏膜病变性质待定"，病理检查示：上皮内瘤Ⅰ～Ⅱ级，建议继续检查。遂分别至某省级医院及本院病理科会诊，均报告：胃体黏膜腺体高级别上皮内瘤变。收住本院后行超声胃镜检查及胸腹部增强CT，CT结果：①双肺间质性改变并继发性结核多考虑，纵隔及双肺门多发淋巴结肿大，部分钙化；②左心室增大、主动脉硬化；③甲状腺左侧叶腺瘤并钙化；④食管中下段黏膜增厚，食管旁及胃周淋巴结肿大。术前各项检查显示患者可耐受手术，向患者家属告知手术风险，并取得家属理解并签字后分别行胃及食管内镜下黏膜下剥离术。

二、内镜检查及治疗

（一）内镜所见

食管距门齿25～28cm后壁处见黏膜粗糙、略凹陷，见3处约0.2cm×0.3cm大小浅溃疡，NBI放大观察病变处鳞状上皮内乳头状毛细血管袢（IPCL）延长、扭曲，其余黏膜色泽正常，血管纹理清晰，齿状线清晰，位置正常，碘染色后见不染区（图2-23A～D）。胃：各部形态如常，蠕动良好，腔内潴留液适中、清亮；胃底、胃体黏膜红白相间，以红为主，中下部小弯侧见约2.5cm×1.5cm范围黏膜浅凹陷、发红，NBI放大观察病变处微血管增粗、扭曲，腺体排列紊乱，病变与周边组织有分界，上部后壁处见多处黏膜浅凹陷，NBI放大观察腺体排列规整（图2-24A～C）；胃角形态正常，弧度存在，见增生；胃窦黏膜红白相间，以白为主；幽门口圆，开闭良好，未见胆汁反流。十二指肠：球部及降部未见异常。

（二）超声内镜所见

食管病变处超声探查局部黏膜层增厚，其余管壁层次结构完整（图2-23E）；胃体小弯侧探查病变处黏膜层及黏膜肌层增厚约3.1mm、呈低回声，局部黏膜浅层缺损，黏膜下层及其余层次结构完整（图2-24D）。

（三）内镜诊断

食管中段黏膜病变 EEC
胃体癌 T1期
慢性萎缩性胃炎（窦轻度）

（四）ESD 治疗

食管中段（图 2-23F）及胃体中下部小弯侧（图 2-24E）病灶经 ESD 分次切除，切除黏膜经展平、定位后，放入 10%NBF 中固定并常规送病理检查。

三、病理检查

（一）外院切片会诊结果

（胃体小弯侧）胃黏膜组织两小粒，其中一粒黏膜腺体呈高级别上皮内瘤变（图 2-25）。

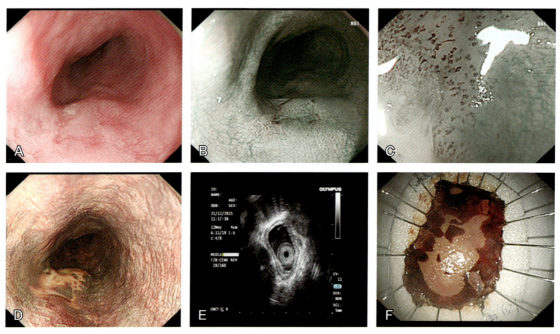

图 2-23 食管黏膜病灶内镜下检查、治疗所见
A. 白光下观察见食管黏膜粗糙、略凹陷，局部形成浅表溃疡；B.NBI 观察病灶；C.NBI+ME 观察病变处示 ICPL 延长、扭曲、口径不一；D. 碘染色后白光观察食管病灶见不规则大片状淡染区；E. 食管病变处超声探查局部黏膜层增厚，其余管壁层次结构完整；F.ESD 术后内镜采集的食管黏膜标本图片（已将黏膜伸展并固定于泡沫板上）

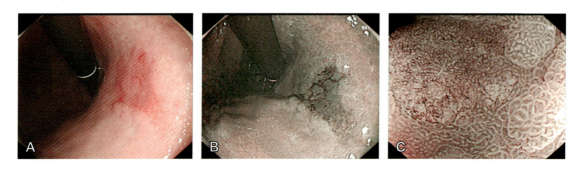

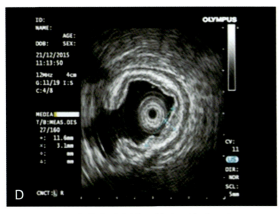
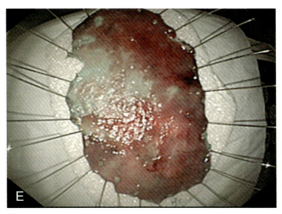

图 2-24 胃黏膜病灶内镜下检查、治疗所见

A. 胃体中下部小弯侧黏膜见一浅表凹陷性病灶,中央发红;B.NBI 观察病灶;C.NBI+ME 观察病变处示微血管增粗、扭曲,腺体排列紊乱,病变与周边组织有分界;D. 病变处黏膜层及黏膜肌层增厚、呈低回声,黏膜下层及其余层次结构完整;E.ESD 术后内镜采集的胃黏膜标本图片(已将黏膜伸展并固定于泡沫板上)

(二)大体检查

(食管中段 ESD 切除标本)灰白灰红色不规则黏膜组织一块,大小 2.7cm×1.8cm×0.2cm,黏膜中央见不规则黏膜粗糙区,大小 2cm×1cm,间隔 2~3mm 连续切开,并按顺序单独包埋,共取材 12 块(图 2-26A~C)。

(胃体小弯 ESD 切除标本)灰白灰红色不规则黏膜组织一块,大小 8.4cm×4.1cm×0.2cm,距长轴切缘 1.4cm、短轴切缘 1.1cm 见一 2.1cm×1.8cm 的表浅隆起型肿物,隆起中央见 1.8cm×1.5cm 的表浅凹陷,间隔 2~3mm 连续切开,并按顺序单独包埋,共取材 45 块(图 2-26D~F)。

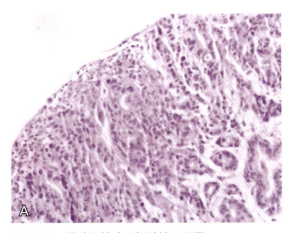
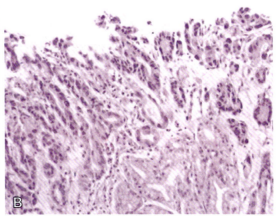

图 2-25 外院活检病理切片镜下所见

A、B. 黏膜表面糜烂,小凹结构紊乱,局部形成筛样结构,上皮细胞极向紊乱,胞质嗜酸性,核质比增大、异型深染(100×)

(三)镜下所见

1. 食管中段ESD标本 取材深达黏膜下层,1～12#组织鳞状上皮1/2以上见异型细胞,3～8#组织、11#组织上皮全层见异型细胞,细胞极向紊乱,核质比增大、异型深染,部分区域鳞状上皮出芽或杵状向下生长,局限于固有层浅层,Desmin标记平滑肌细胞示癌未侵犯黏膜肌,CD34、D2-40标记脉管内皮细胞示脉管腔内未见瘤栓。3#、4#、6#、8#组织局部异型上皮脱落,表浅溃疡形成(图2-27,图2-28)。

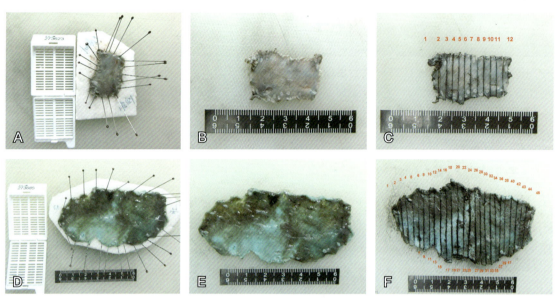

图2-26 ESD切除食管及胃黏膜标本大体摄影图片(经10%NBF固定24h后)
A、B. 分别示食管黏膜标本拔除固定针前后大体摄影图片;C. 食管黏膜平行连续切开后标本大体摄影图片;
D、E. 分别示胃体小弯黏膜拔除固定针前后标本大体摄影图片;F. 胃体小弯黏膜平行连续切开后标本大体摄影图片

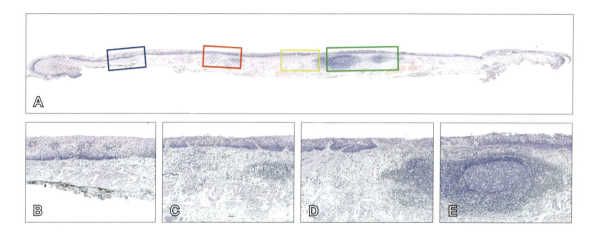

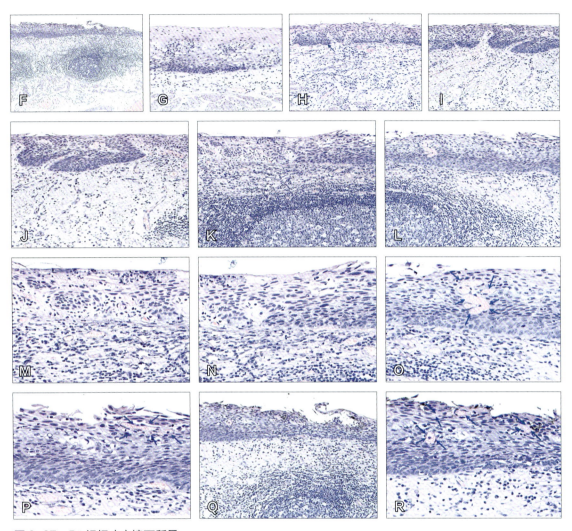

图 2-27　5# 组织病变镜下所见

A. 标本取材深达黏膜下层；B～D. 分别为蓝、红、黄框区域组织局部放大（100×），E、F. 分别为绿框区域左、右侧组织局部放大（100×），示病灶主要局限于鳞状上皮内，局部发生早期浸润；G.B 局部放大（200×），示鳞状上皮下 1/2 见异型细胞，异型细胞胞质双嗜性，核质比增大、异型深染，异型细胞排列紊乱；H.C 局部放大（200×），示鳞状上皮全层见异型细胞，细胞极向紊乱，胞质嗜酸或呈双嗜性，核质比增大、异型深染，基底细胞排列紊乱，局部见出芽（蓝色箭头）；I、J.D 局部放大（200×），示鳞状上皮全层见异型细胞，细胞极向紊乱，胞质嗜酸或呈双嗜性，核质比增大、异型深染，基底细胞排列紊乱，I. 局部见出芽，J. 示皮脚下延、融合，舌状向下浸润；K、L.E 局部放大（200×），K. 示上皮表面糜烂显著，全层见排列紊乱的异型细胞，细胞极向紊乱，胞质嗜酸或呈双嗜性，核质比增大、异型深染，基底细胞排列紊乱，局部见出芽；L. 示鳞状上皮全层见异型细胞，上皮中表层见增生毛细血管；M、N.K 局部扩大（400×），示出芽；O、P.L 局部扩大（400×），示上皮全层见排列紊乱的异型细胞，细胞极向紊乱，胞质嗜酸或呈双嗜性，核质比增大、异型深染，中表层见迂曲、扩张的毛细血管（蓝色箭头）；Q.F 局部放大（200×）；R.Q 局部放大（400×），示上皮表面糜烂，全层见异型细胞，细胞极向紊乱，胞质嗜酸或呈双嗜性，核质比增大、异型深染，中表层见迂曲扩张毛细血管（蓝色箭头所指区域）

上消化道早癌病例病理图谱

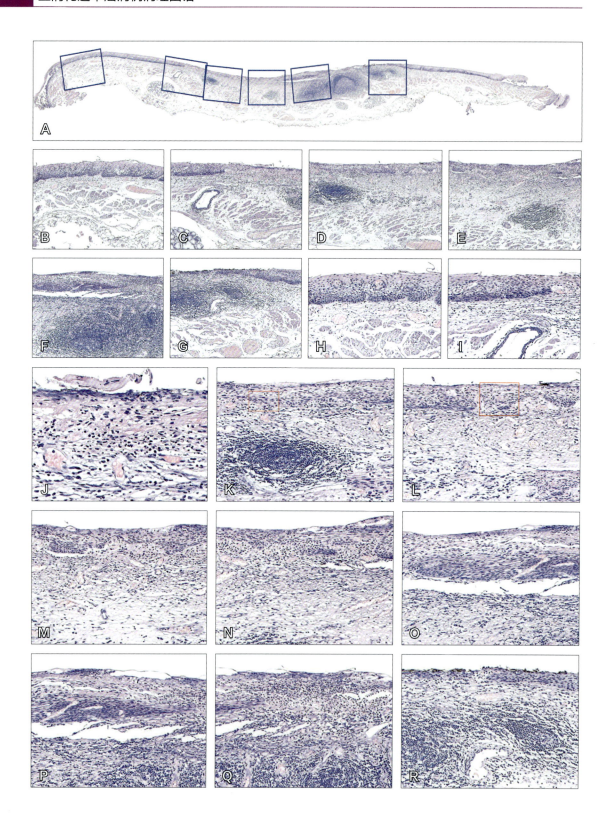

044

图 2-28　6# 组织病变镜下所见

A.6# 组织全景，标本取材深达黏膜下层，固有层内见多个淋巴滤泡；B ~ G.A 蓝框内病变从左向右依次局部放大图（100×），B、C、G. 上皮内癌，D ~ F. 大部分区域为上皮内癌，局部发生早期浸润；H.B 局部放大（200×），示鳞状上皮 1/2 以上见异型细胞，细胞胞质双嗜性，核质比增大、异型深染，少数细胞水肿；I、J. 分别为 C 局部放大（200×），I. 示鳞状上皮全层见异型细胞，细胞极向紊乱，胞质嗜酸或呈双嗜性，核质比增大、异型深染，基底细胞排列紊乱；J. 示异型上皮糜烂显著，局部上皮完全脱落、表浅溃疡形成；K、L. 分别为 D 局部放大（200×），K. 示上皮表面糜烂，全层见异型细胞，细胞极向紊乱，胞质嗜酸性，核质比增大、异型深染，基底细胞排列紊乱，上皮内较多炎症细胞浸润，固有层内见淋巴滤泡，图右下角为红框内图像局部放大，示局部出现早期浸润（蓝色箭头）；L. 示上皮表面糜烂，全层见异型细胞，细胞极向紊乱，胞质嗜酸或呈双嗜性，核质比增大、异型深染，基底细胞排列紊乱，局部出芽，图右下角为红框内图像局部放大，示局部出芽；M、N. 分别为 E 左、右侧局部放大（200×），示上皮表面糜烂显著，全层见异型细胞，细胞极向紊乱，胞质嗜酸性，核质比增大、异型深染，基底细胞排列紊乱，局部出芽，上皮细胞间及上皮下较多炎症细胞浸润；F. 异型上皮表面糜烂显著，局部表浅溃疡形成，固有层内见淋巴滤泡（100×）；O.F 左侧局部放大（200×），示异型上皮表面糜烂，全层见异型细胞，细胞长梭形，胞质嗜酸或双嗜性，核质比增大、异型深染，基底细胞排列紊乱，因制片原因，上皮与固有层形成裂隙；P.F 中部局部放大（200×），示异型上皮糜烂、表浅溃疡形成表面附着炎性渗出物，残存上皮全层见异型细胞，细胞长梭形，胞质嗜酸或双嗜性，核质比增大、异型深染，基底细胞排列紊乱，局部出现浸润；Q.F 右侧局部放大（200×），示上皮完全脱落，代之以炎性渗出物，固有层内大量炎症细胞浸润；G. 异型上皮表面糜烂显著，表浅溃疡形成，局部发生浸润，固有层内见淋巴滤泡（100×）；R. G 左侧局部放大（200×），示异型上皮表面糜烂，全层见异型细胞，细胞长梭形，胞质双嗜性，核质比增大、异型深染，基底细胞排列紊乱，固有层内淋巴滤泡形成

2. 胃窦小弯 ESD 标本　取材深达黏膜下层，24 ~ 38# 组织凹陷及隆起区小凹形态异常或开口紊乱，固有层内见成角、形成内乳头、流产样或筛状异型腺体，上皮细胞复层增生、极向紊乱，胞质双嗜性或嗜酸性、偶含黏液空泡，核质比增大，异型深染，28# 组织个别腺体内见印戒样细胞，胞质富含黏液，核质比增大、被推挤至细胞一侧，Desmin 标记黏膜肌层示异型腺体未侵及黏膜肌层，CD34、D2-40 标记脉管腔内皮细胞示脉管腔内未见瘤栓；癌周胃黏膜固有层腺体减少，间质纤维、平滑肌组织增生，腺体肠化显著，部分肠化腺体核呈雪茄状、单层排列（图 2-29，图 2-30）。

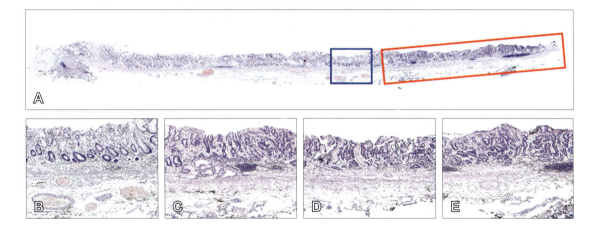

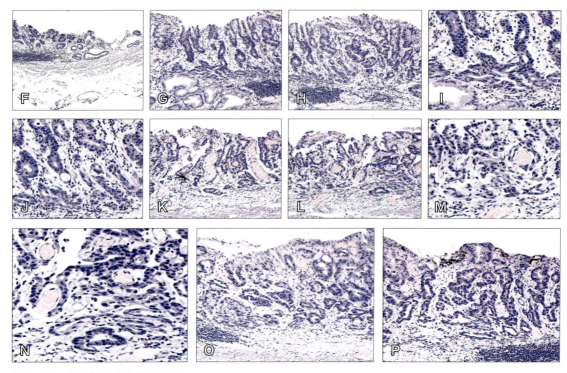

图 2-29 28# 组织病变镜下所见

A.28# 组织全景，标本取材深达黏膜下层，固有层内见多个淋巴滤泡；B.A 蓝框区域局部组织放大（100×），示癌旁胃黏膜呈萎缩性胃炎重度，肠化重度；C～F.A 红框区域黏膜内癌从左往右依次局部放大（100×），C～E 异型腺体大部局限于黏膜固有层，局部侵犯黏膜肌层，F 为癌灶与周围正常胃黏膜交界区，示异型腺体与正常腺体界线清晰，图左固有层内见成角异型腺体，固有层深部见淋巴滤泡，图右侧黏膜表面糜烂显著，残存少量正常黏液腺体；G、H.C 局部放大（200×），示黏膜表面糜烂，小凹上皮开口紊乱，细胞极向紊乱，胞质双嗜性，核质比增大、异型深染，小凹下方见筛状或形成内乳头的异型腺体，胞质双嗜性，核质比增大、异型深染，核分裂象多见，间质水肿，较多慢性炎症细胞浸润其间；I、J 分别为 G、H 局部放大（400×）；K、L.D 局部放大（200×），K 示黏膜表面形成乳头状结构、表面糜烂，乳头中央毛细血管扩张充血，上皮细胞极向紊乱，部分区域细胞"搭桥"，形成"迷路"样结构，胞质双嗜性，核质比增大、异型深染，异型腺管周围毛细血管扩张充血，L 示黏膜表面形成复杂乳头状结构，乳头中央毛细血管扩张充血，上皮细胞极向紊乱，胞质双嗜性，核质比增大、异型深染，固有层腺体形态不规则，成角或"流产"形，局部形成内乳头，细胞极向紊乱，胞质双嗜性，核质比增大、异型深染，核分裂象多见，个别细胞胞质内充满黏液，核被推挤至一侧；M、N 分别为 L 局部放大（400×）；O、P 分别为 E 左、右侧局部放大（200×），示小凹开口紊乱，上皮细胞极向紊乱，部分区域形成"搭桥"或形成内乳头结构，固有层内见成角或筛状异型腺体，上皮细胞极向紊乱，胞质双嗜性或内含黏液，核质比增大、异型深染，核分裂象多见

第二章　上消化道早癌 ESD 切除病例

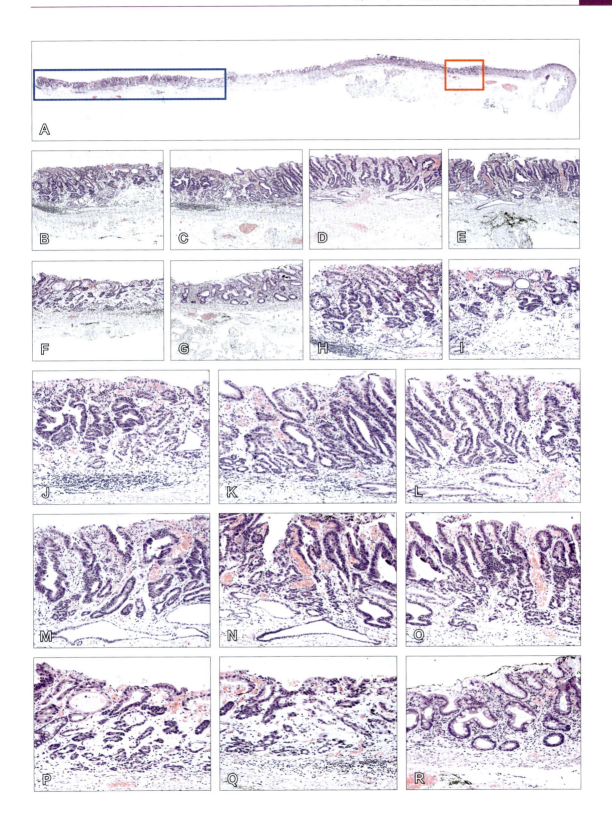

047

图 2-30 29# 组织病变镜下所见

A.29# 组织，标本取材深达黏膜下层；B～F. 依次为 A 蓝框区域从左向右局部放大图（100×），示癌变区；G. 红框区域标记癌旁胃黏膜（100×），示重度萎缩性胃炎伴肠化；H、I. 分别为 B 左、右侧局部放大（200×），H. 黏膜表面糜烂，小凹形态异常，上皮细胞极向紊乱，固有层内见成角或形态不规则的异型腺体，局部形成内乳头结构，胞质双嗜性、嗜酸性，偶含黏液，核质比增大、异型深染，核分裂象多见并可见病理性核分裂象；I. 示黏膜表面糜烂，小凹形态异常，上皮细胞极向紊乱，胞质双嗜性，偶含黏液，核质比增大、异型深染，核分裂象多见；J、K.C 左、右侧局部放大（200×），示黏膜表面糜烂，小凹形态异常，上皮细胞极向紊乱，局部增生显著、形成内乳头，固有层内见成角或形态不规则的异型腺体，胞质双嗜性、偶含黏液，核质比增大、异型深染，核分裂象及凋亡小体可见；L、M. 分别为 D 局部放大（200×），L. 示黏膜表面糜烂，小凹形态异常，上皮细胞极向紊乱，局部增生显著、形成内乳头，胞质双嗜性、偶含黏液，核质比增大、异型深染，核分裂象可见，固有层内见成角或形态不规则的异型腺体，胞质嗜酸性，核质比增大、异型深染；M. 示黏膜表面糜烂，小凹形态异常，上皮增生呈复层，局部形成内乳头，胞质双嗜性、偶含黏液，核质比增大、异型深染，核分裂象多见，固有层内见形态不规则异型腺体、固有层底部异型腺体成角扩张，胞质嗜酸性，核质比增大、异型深染，未侵犯黏膜肌层；N、O. 分别为 E 局部放大（200×），示黏膜表面形成乳头状结构，乳头中央毛细血管扩张充血，上皮细胞单层或复层排列，极向紊乱，胞质双嗜性，核质比增大、异型深染，固有层内见成角、不规则或筛状异型腺体，胞质双嗜性，核质比增大、异型深染；P、Q.F 局部放大（200×），示黏膜表面糜烂，小凹形态异常、开口紊乱，上皮细胞极向紊乱，胞质嗜酸性或双嗜性，偶见黏液空泡，核质比增大、异型深染，核分裂象可见，固有层内见成角、不规则或流产样腺体，胞质双嗜性，核质比增大、异型深染，间质水肿明显，固有层底部较多慢性炎症细胞浸润，以淋巴细胞为主；R.G 局部放大（200×），示固有层内腺体显著减少，腺体肠化（为完全性肠化生，潘氏细胞可见），间质水肿，较多慢性症细胞浸润其间

（四）病变谱系图（图 2-31）

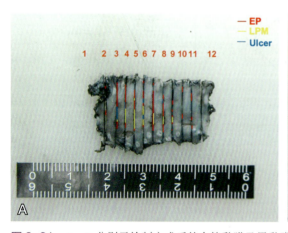 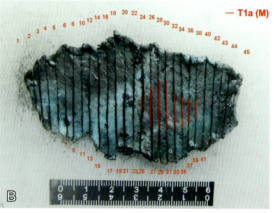

图 2-31　A、B 分别示绘制完成后的食管黏膜及胃黏膜 ESD 切除标本病变谱系图

(五)病理诊断

1. 食管中段 ESD 切除标本　0-Ⅱb+Ⅱc 型鳞状细胞癌,癌浸润至黏膜固有层(LMP, INF:b),癌灶表面糜烂、局部表浅溃疡形成,癌灶面积 20mm×10mm,脉管腔内未见瘤栓,水平切缘及垂直切缘未见癌侵及。

0-Ⅱb+Ⅱc, SCC, pT1a-LPM, INFb, 20mm×10mm, pUL1, Ly0, V0, pHM0, pVM0

2. 胃体小弯 ESD 切除标本　0-Ⅱc+Ⅱa 型中-高分化管状腺癌(tub2 > tub1),癌灶大小 21mm×18mm,癌局限于黏膜内,脉管腔内未见瘤栓,水平切缘及垂直切缘未见癌侵及;癌周胃黏膜呈萎缩性胃炎重度,肠化重度。

0-Ⅱc+Ⅱa, tub2>tub1, pT1a-M, 21mm×18mm, pUL0, Ly0, V0, pHM0, pVM0

病例四

一、病史简介

患者男性，50 岁，因"间断性腹胀 2 周"入院，外院胃镜检查示：胃窦大弯侧后壁见一约 0.5cm×0.5cm 糜烂区，取活检，结合病理回报胃镜诊断为：慢性萎缩性胃炎 I 级伴糜烂。我院病理会诊结果：萎缩性胃炎中度，伴腺体高级别上皮内瘤变。入院后超声胃镜检查：胃窦多发黏膜病变，考虑胃癌 T1a 期慢性萎缩性胃炎（窦轻度）并增生。碳 -13 呼气试验：Hp 阳性。患者心、肺、肝、肾功能，常规止凝血检查无明显异常，无明显手术禁忌证、全科讨论后同意行 ESD。

二、内镜检查

（一）内镜所见

1. **食管、贲门** 黏膜色泽正常，血管纹理清晰，齿状线清晰，位置正常。
2. **胃** 各部形态如常，蠕动良好，腔内潴留液适中、色黄；胃底、胃体黏膜红白相间，以红为主；胃角形态正常，弧度存在，黏膜粗糙；胃窦黏膜红白相间，以白为主，黏膜粗糙，前壁处见约 0.2cm×0.2cm 大小溃疡，底覆白苔，周边黏膜略隆起，NBI+ME 观察白苔周边黏膜未见异常腺体及微血管，大弯侧近幽门前区见约 0.6cm×0.6cm 大小溃疡，周边黏膜不规则隆起，NBI+ME 观察病变偏向前壁侧局部腺体紊乱、微血管增粗、扭曲，白苔底部隐约见增粗网状血管，亚甲蓝染色后 2 处病变边界清晰；幽门口圆，开闭良好，未见胆汁反流。
3. **十二指肠** 球部及降部未见异常（图 2-32A～D）。

（二）超声内镜所见

胃窦大弯侧病变处黏膜层增厚，中央黏膜层缺损，缺损旁黏膜呈低回声改变，病变大小约 10.0mm×3.5mm，黏膜下层及以外管壁层次结构完整，壁外未见肿大淋巴结（图 2-32E）。

（三）内镜诊断

胃窦多发黏膜病变，考虑胃癌 T1a 期
慢性萎缩性胃炎（窦轻度）并增生

（四）ESD 治疗

胃窦大弯（图 2-32G）及胃窦前壁（图 2-32I）病灶经 ESD 分次切除，切除黏膜经展平、定位后，放入 10%NBF 中固定并常规送病理检查。

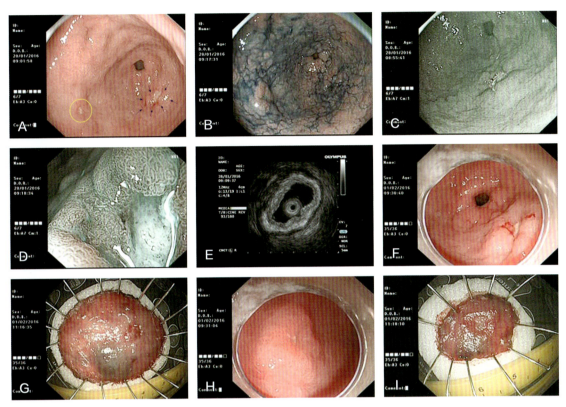

图 2-32 胃窦黏膜病灶内镜下所见

A. 白光下观察见胃窦部存在 2 个病灶,胃窦前壁见一约 0.2cm×0.2cm 大小溃疡,底覆白苔,周边黏膜略隆起(黄圈标记),胃窦大弯侧近幽门前区见约 0.6cm×0.6cm 大小溃疡,周边黏膜不规则隆起(蓝色箭头标记);B. 亚甲蓝染色后白光观察相同部位;C.NBI 观察胃窦大弯侧病灶;D.NBI+ME 观察胃窦大弯侧病灶,局部腺体紊乱、微血管增粗、扭曲,白苔底部隐约见增粗网状血管;E. 超声胃镜下采集图片,示胃窦大弯侧病变处黏膜层增厚,中央黏膜层缺损,缺损旁黏膜呈低回声改变,黏膜下层及以外管壁层次结构完整,壁外未见肿大淋巴结;F. 术前白光下观察胃窦大弯侧病灶;G.ESD 术后内镜采集的胃窦大弯侧黏膜切除标本图片(标本已伸展并固定在泡沫板上);H. 术前白光下观察胃窦前壁病灶;I.ESD 术后内镜采集的胃窦前壁黏膜切除标本图片(标本已伸展并固定在泡沫板上)

三、病理检查

(一)外院切片会诊结果

(胃窦)黏膜高级别上皮内瘤变(图 2-33)。

(二)大体检查

1. 胃窦大弯 ESD 切除标本 灰红色不规则黏膜组织一块,大小 4cm×3.1cm×0.2cm,中央见一 1.5cm×1.1cm 的表浅隆起+表浅凹陷型肿物(图 2-34A、B),间隔 2~3mm 连续切开,并按顺序单独包埋,共取材 17 块(图 2-34C)。

2. 胃窦前壁 ESD 切除标本 灰红色不规则黏膜组织一块，大小 2.7cm×2.1cm×0.2cm，中央见一 1.2cm×1cm 的表浅隆起＋表浅凹陷型肿物（图 2-34D、E），间隔 2～3mm 连续切开，并按顺序单独包埋，共取材 10 块（图 2-34F）。

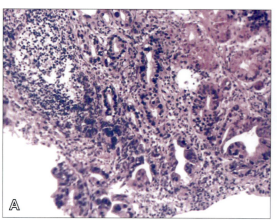
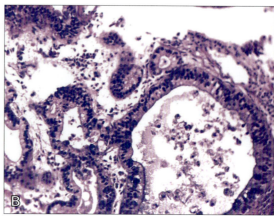

图 2-33 外院活检病理切片镜下所见

A（100×）、B（200×）．示黏膜固有层内见异型腺体，上皮细胞单层或复层排列，胞质嗜酸性，核质比增大、异型深染

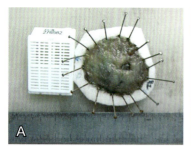
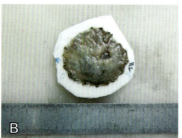
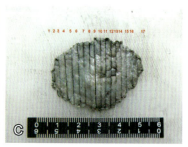
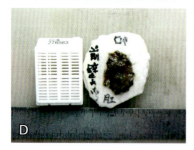
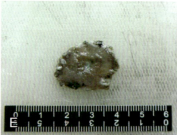
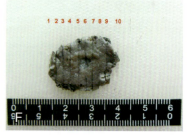

图 2-34 ESD 切除胃窦大弯及胃窦前壁黏膜标本大体摄影图片（经 10%NBF 固定 24h 后）

A、B. 分别示胃窦大弯黏膜标本拔除固定针前后大体摄影图片；C. 胃窦大弯黏膜标本连续平行切开后大体摄影图片；D、E. 分别示胃窦前壁黏膜标本拔除固定针前后大体摄影图片；F. 胃窦前壁黏膜标本连续平行切开后大体摄影图片

（三）镜下所见

1. 胃窦大弯 ESD 切除标本　9～13# 组织黏膜固有层内见筛状、形成内乳头的异型腺体，部分区域间腺样、流产形异型腺体，上皮细胞极向紊乱，胞质嗜酸性，核质比增大，核异型深染，核分裂象可见，癌周胃黏膜固有层腺体减少，大部分腺体肠化；11#、12# 组织黏膜局部固有层腺体消失，代之以肉芽组织，肉芽组织表面附着坏死、炎性渗出物，13# 组织黏膜局部疣状增生（图 2-35～图 2-37）。

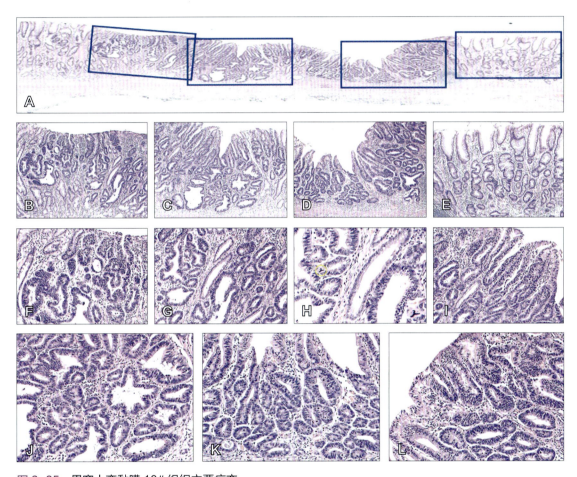

图 2-35　胃窦大弯黏膜 10# 组织主要病变

A.10# 组织主要病变处，标本取材深达黏膜下层；B～E.A 蓝框内病变从左向右依次展示图片（100×），B～D. 腺癌局限于黏膜固有层内，E. 癌周黏膜呈慢性萎缩性胃炎重度改变，伴重度肠化；F、G.B 局部放大（200×），示胃小凹结构紊乱，固有层内腺体形态异常，腺腔内见肿瘤性坏死物，上皮细胞复层增生，极向紊乱，胞质嗜酸性，核质比增大，异型深染，核分裂象可见；H.G 局部放大（400×），示异型腺体及病理性核分裂象（黄圈标记病理性核分裂象，图右下角为黄圈局部放大）；I、J.C 局部放大（200×），示胃小凹结构紊乱，固有层内腺体形态异常，上皮细胞复层增生，极向紊乱，胞质嗜酸性，核质比增大，异型深染，核分裂象可见；K、L.D 局部放大（200×），示胃小凹结构紊乱，固有层内腺体形态异常，上皮细胞单层或复层增生，极向紊乱，胞质嗜酸性，核质比增大，异型深染，核分裂象可见

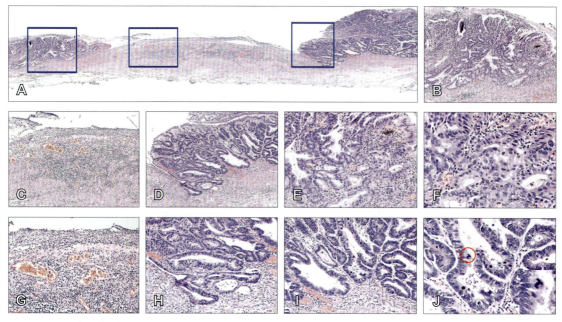

图 2-36　胃窦大弯黏膜 11# 组织病变

A.11# 组织主要病变处，标本取材深达黏膜下层，中央固有层结构完全消失，代之以炎性肉芽组织及炎性渗出物，提示溃疡形成；B、D. 分别为溃疡左、右侧固有层内浸润性生长的异型腺体（100×）；C. 溃疡中央（100×）；E.B 局部放大（200×），示正常胃小凹结构消失，上皮细胞增生呈复层、形成小乳头或融合成筛状结构，细胞极向紊乱，胞质嗜酸性，核质比增大，核异型深染，核分裂象可见；F.E 局部放大（400×），示筛状结构，核分裂象可见；G.C 局部放大（200×），黏膜固有层腺体消失，代之以炎性肉芽组织，肉芽组织表面附着炎性渗出物；H、I.D 局部放大（200×），示腺体形态异常，局部形成筛样结构，腺腔内见少量坏死物，上皮细胞单层或复层排列、极向紊乱，胞质嗜酸性，核质比增大，核异型深染，核分裂象多见，异型腺体未侵犯黏膜肌；J.I 局部放大（400×），异型腺体腺腔内见少量肿瘤性坏死物，腔缘见病理性核分裂象（红圈标记，图右下角为病理性核分裂象局部放大），凋亡小体多见

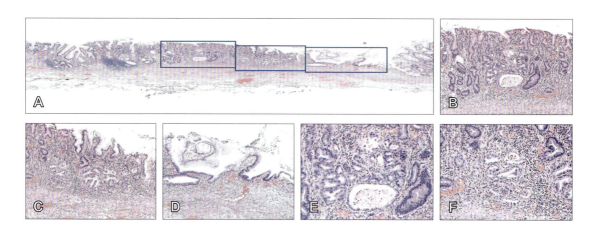

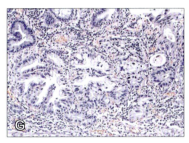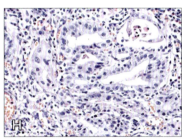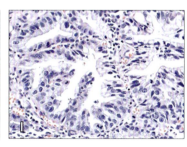

图 2-37 胃窦大弯黏膜 13# 组织病变

A.13# 组织主要病变处，标本取材深达黏膜下层；B～D.A 蓝框内病变从左向右依次展示图片（100×），B、C.癌灶不连续分布，异型腺体上方被覆正常黏液柱状上皮；D.溃疡周围黏膜修复性改变，黏膜固有层腺体消失，代之以炎性肉芽组织，表面衬覆反应性增生的黏液柱状上皮；E.B 局部放大（200×），示黏膜被覆上皮形态大致正常，固有层内见异型腺体，腺体形成内乳头或筛状结构，上皮细胞极向紊乱，胞质嗜酸性，核质比增大，核异型深染，核分裂象可见，基底部异型腺体囊性扩张，腔内见坏死物；F、G.C 局部放大（200×），表层被覆上皮大部分形态正常，G 图右侧被覆上皮形态异常，固有层内见筛状或形成内乳头的异型腺体，上皮细胞极向紊乱，胞质嗜酸或充满黏液，核质比增大，核异型深染；H、I.分别为 F、G 局部放大（400×），H.示异型腺体形态多样，呈流产样或筛状、不规则状，上皮细胞极向紊乱，胞质透明或嗜酸性，核质比增大，核异型深染；I.腺体内乳头形成，上皮细胞胞质透明或嗜酸性，核质比增大，核异型深染，核分裂象可见

2. 胃窦前壁 ESD 切除标本 4～7# 组织黏膜固有层内见筛状、形成内乳头的异型腺体，部分区域间腺样、流产形异型腺体，上皮细胞极向紊乱，胞质嗜酸性，核质比增大，核异型深染，核分裂象可见，癌周胃黏膜固有层腺体减少，大部分腺体肠化；5# 组织黏膜局部固有层腺体消失，代之以肉芽组织，肉芽组织表面附着坏死、炎性渗出物，6# 组织黏膜局部疣状增生（图 2-38～图 2-40）。

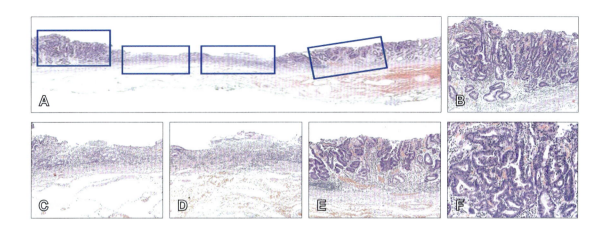

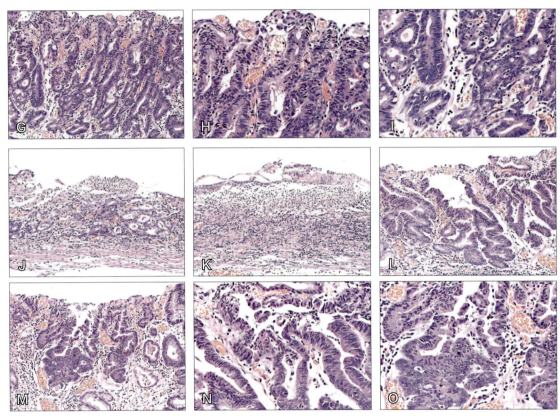

图 2-38 胃窦前壁黏膜 5# 组织病变

A.5# 组织主要病变处，标本取材深达黏膜下层；B～E.A 蓝框内病变从左向右依次展示图片（100×），B、C、E. 异型腺体局限于黏膜固有层内；D. 溃疡区；F、G.B 局部放大（200×），示黏膜表面增生呈乳头状，上皮细胞排列呈复层、部分区域细胞极向紊乱，筛样结构易见，胞质嗜酸性，核质比增大、核异型深染，核分裂象可见；H、I.G 局部放大（400×）；J.C 局部放大（200×），示黏膜固有层内见筛状异型腺体，上皮细胞极向紊乱，胞质嗜酸性，核质比增大、核异型深染，表层糜烂明显，附着炎性渗出物，固有层内见筛状异型腺体，上皮细胞极向紊乱，胞质嗜酸性，核质比增大、核异型深染，表层糜烂明显；K.D 局部放大（200×），固有层消失，黏膜肌层表面附着坏死、炎性渗出物；L、M.E 局部放大（200×），L. 黏膜表面增生呈乳头状，上皮细胞单层排列、核呈雪茄状，部分区域细胞核增生密集，排列呈复层，局部胞核上移至顶层，M. 黏膜表面增生呈乳头状，图左侧被覆上皮增生呈复层，核异型深染；N、O. 分别为 L、M 局部放大（400×）

第二章 上消化道早癌 ESD 切除病例

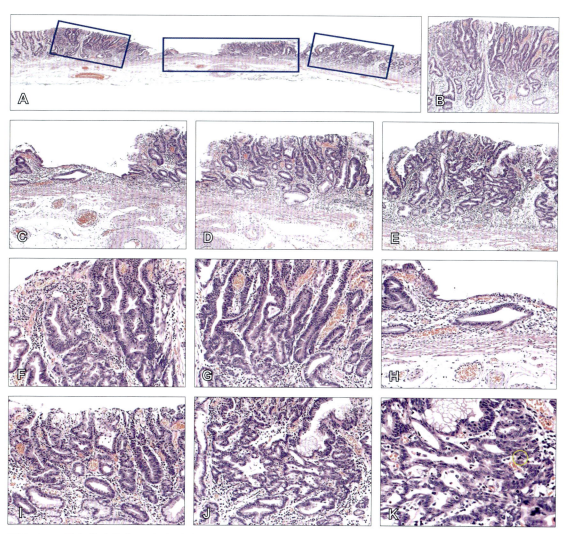

图 2-39 胃窦前壁黏膜 6# 组织病变

A.6# 组织主要病变处，标本取材深达黏膜下层；B ～ E.A 蓝框内病变从左向右依次展示图片（100×），B、D、E. 异型腺体局限于黏膜固有层内，C 为溃疡周围黏膜修复性改变，炎性肉芽组织表面衬覆修复性上皮，未见固有层腺体；F、G.B 局部放大（200×），示胃小凹开口紊乱、形态异常，上皮细胞复层排列，小凹基底部筛样结构易见，细胞极向紊乱，胞质嗜酸性，核质比增大、核异型深染，核分裂象可见；H.C 局部放大（200×），固有层腺体消失，代之以炎性肉芽组织，表面衬覆修复性上皮；I.D 局部放大（200×），示胃小凹开口紊乱、形态异常，部分区域细胞核呈雪茄状、单层排列，部分区域核复层排列、核异型显著；J.E 局部放大（200×），小凹基底部腺体融合、形成复杂筛样结构，细胞极向紊乱，胞质嗜酸性，核质比增大、核异型深染，核分裂象可见；K.J 局部放大（400×），示筛样结构及病理性核分裂象（黄圈标记，右下角为病理性核分裂象局部放大）

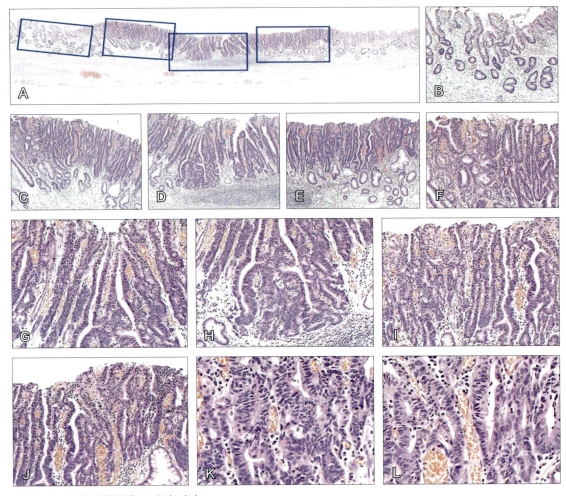

图 2-40　胃窦前壁黏膜 7# 组织病变

A.7# 组织主要病变处,标本取材深达黏膜下层;B～E.A 蓝框内病变从左向右依次展示图片（100×），B. 癌周胃黏膜固有层腺体减少,被覆上皮及腺体肠化,间质平滑肌组织增生,较多慢性炎症细胞浸润其间,C～E. 异型腺体局限于黏膜固有层内，D、E. 癌灶下方淋巴滤泡形成；F、G.C 局部放大（200×），示小凹开口紊乱、形态异常,上皮细胞复层排列,小凹基底部形成筛样结构,细胞极向紊乱,胞质嗜酸性,核质比增大、核异型深染,核分裂象可见；H.D 局部放大（200×），示小凹基底部融合、筛样结构形成,细胞极向紊乱,胞质嗜酸性,核质比增大、核异型深染,核分裂象可见；I、J.E 局部放大（200×），示小凹结构异常,多处形成筛状异型腺体,细胞极向紊乱,胞质嗜酸性,核质比增大、核异型深染,核分裂象可见；K、L.I、J 局部放大（400×），示固有层内筛状异型腺体

（四）病变谱系图（图2-41）

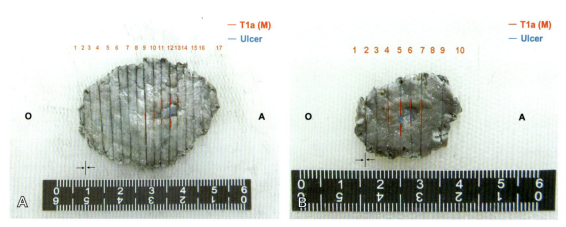

图2-41　A、B分别示绘制完成后的胃窦大弯及胃窦前壁黏膜标本病变谱系图

（五）病理诊断

1. 胃窦大弯ESD切除标本　0-Ⅱa+Ⅱc型中分化管状腺癌，部分为高分化管状腺癌，癌侵犯黏膜固有层，脉管腔内未见瘤栓，癌灶面积1.4cm×1cm；癌周胃黏膜呈萎缩性胃炎中-重度，肠化中度，固有层内多个淋巴滤泡形成；水平切缘及垂直切缘未见癌侵及；11、12#组织黏膜见表浅溃疡，13#组织见溃疡周围修复性改变，考虑与前次活检相关。

0-Ⅱa+Ⅱc, tub2>tub1, pT1a-M, 14mm×10mm, pUL0, Ly0,pV0, pHM0, pVM0

2. 胃窦前壁ESD切除标本　0-Ⅱa+Ⅱc型中分化管状腺癌，部分为高分化管状腺癌，癌侵犯黏膜固有层，脉管腔内未见瘤栓，癌灶面积1.2cm×0.7cm；癌周胃黏膜呈萎缩性胃炎中-重度，肠化重度，固有层内多个淋巴滤泡形成；水平切缘及垂直切缘未见癌侵及。5#组织黏膜局部见表浅溃疡，6#组织见溃疡周围修复性改变，考虑与前次活检相关。

0-Ⅱa+Ⅱc, tub2>tub1, pT1a-M, 12mm×7mm, pUL0, Ly0,pV0, pHM0, pVM0

病例五

一、病史简介

患者男性，71 岁，入院前 6 个月无明显诱因间断出现纳差，入院前 10d 外院胃镜检查示：慢性萎缩性胃炎伴糜烂，行活检术后病理回报：腺瘤伴高级别上皮内瘤变。遂以"胃恶性肿瘤"入住我院。我院病理会诊结果：萎缩性胃炎中度，伴腺体高级别上皮内瘤变。入院后超声胃镜检查：胃体癌 T1 期；慢性萎缩性胃炎（窦部中度）并增生。胸、腹部增强 CT 示：肺气肿、肝囊肿、单纯性肾囊肿；心、肺、肝、肾功能，常规止凝血检查无明显异常，无明显手术禁忌证、全科讨论后同意行 ESD。

二、内镜检查及治疗

（一）内镜所见

食管黏膜色泽正常，血管纹理清晰，齿状线清晰，位置正常，贲门下方胃体上部小弯侧处见约 1.3cm×1.3cm 表浅隆起性病变局部浅凹陷，NBI 下及用 1.2% 亚甲蓝染色病变边界清晰，NBI+ME 观察病变处腺管紊乱，局部微血管增粗，病变边界清晰（图 2-42A～F）；其余胃体、底、胃角未见异常，胃窦黏膜粗糙，见较弥漫灰白色扁平增生；幽门口圆，开闭良好，未见胆汁反流。十二指肠：球部及降部未见异常。

（二）超声内镜所见

胃体上部小弯侧病变来源于第 1、2 层，呈低回声，向腔内略突出，黏膜下层完整，局部黏膜下层增厚，其余管壁层次未见异常（图 2-42G）。

（三）内镜诊断

胃体癌 T1 期。
慢性萎缩性胃炎（窦部中度）并增生。

（四）ESD 治疗

胃体上部小弯侧病灶经 ESD 切除，切除黏膜经展平、定位后，放入 10%NBF 中固定并常规送病理检查。

三、病理检查

（一）外院切片会诊结果

（胃体）萎缩性胃炎中度，伴腺体高级别上皮内瘤变（图 2-43）。

(二)大体检查

胃体小弯ESD切除标本:灰白灰红色不规则黏膜组织一块,大小3.4cm×2.1cm×0.2cm,距长轴切缘0.2cm、短轴切缘0.6cm见一1.5cm×1.2cm的表浅隆起型肿物,隆起周围见一1.3cm×1.1cm的不规则表浅凹陷区,间隔2~3mm连续切开,并按顺序单独包埋,共取材13块(图2-44)。

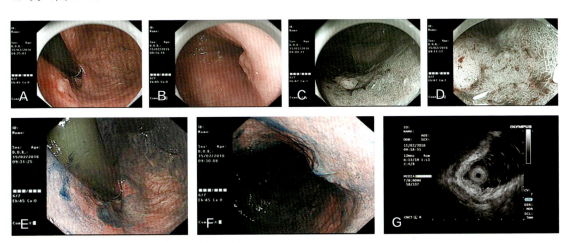

图2-42　胃体上部小弯侧黏膜病灶内镜下所见
A、B.白光下从不同角度观察胃体上部小弯侧病灶;C.NBI观察相同部位黏膜病灶,示病变边界清晰;D.NBI+ME观察胃体上部小弯侧病灶,示腺管紊乱,局部微血管增粗;E、F.亚甲蓝染色后白光观察相同部位,角度分别与A、B相同;G.超声胃镜下采集图片:胃体上部小弯病变来源于第1、2层,呈低回声,向腔内略突出,黏膜下层完整,局部黏膜下层增厚,其余管壁层次未见异常

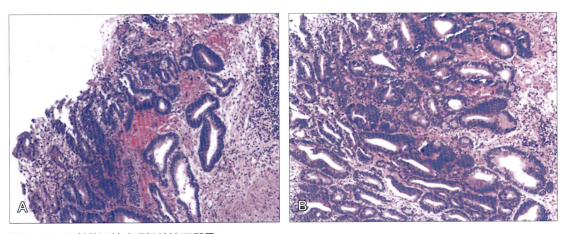

图2-43　原单位活检病理切片镜下所见
A、B.示黏膜固有层内见异型腺体,上皮细胞单层或复层排列,胞质嗜酸性,核质比增大、异型深染(100×)

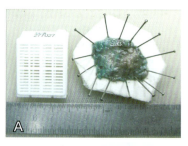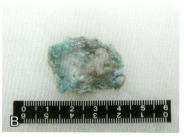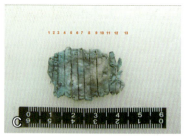

图 2-44　ESD 术切除胃黏膜标本大体摄影图片（经 10%NBF 固定 24h 后）

A、B 分别示胃窦小弯黏膜标本拔除固定针前后大体摄影图片；C. 胃体小弯黏膜连续平行切开后标本大体摄影图片

（三）镜下所见

胃体小弯 ESD 切除标本：4～10# 组织病灶区略高于正常黏膜，中央表浅压低，异型腺体局限于黏膜内，局部浸润黏膜肌层（8# 组织），黏膜表面糜烂，胃小凹结构紊乱，固有层内见形态异常腺体，腺体呈 "X" "Y" "W" 形，上皮细胞增生密集，核呈雪茄样，单层或复层排列，核分裂象上移至顶层，局部形成 "搭桥" 现象；部分区域见不规则型或 "流产" 样腺体，上皮细胞复层增生或细胞极向紊乱，胞质嗜酸，核质比增大，异型深染；癌周胃黏膜固有层腺体减少，被覆上皮及大部分腺体肠化（图 2-45，图 2-46）。

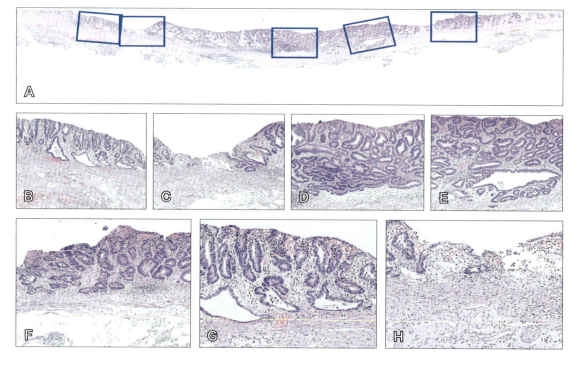

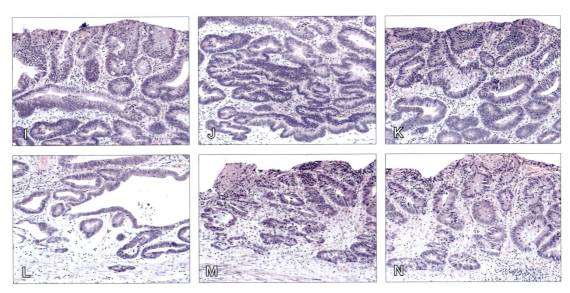

图2-45 8#组织病变

A. 8#组织主要病变处,标本取材深达黏膜下层;B~F.从左至右依次示A蓝框内病变(100×),示异型腺体大部分局限于固有层内(100×),E.异型腺体局灶浸润黏膜肌层;G.为B局部放大(200×),示黏膜表面糜烂,胃小凹结构紊乱,上皮细胞复层增生或极向紊乱,固有层内腺体形态异常,上皮细胞极向紊乱,胞质嗜酸性,核质比增大,异型深染;H.为图C局部放大(200×),示固有层大部分区域消失(被活检钳整齐挖去),残存少量肉芽组织,表面附着异型上皮;I、J为D局部放大(200×),示小凹结构紊乱,固有层内见形态异常腺体,腺体呈"X""Y""W"形,上皮细胞增生密集,核呈雪茄样,单层或复层排列,核分裂象上移至顶层,局部形成"搭桥"现象;K、L.为E局部放大(200×),K示黏膜表面糜烂,胃小凹结构紊乱,上皮细胞增生密集,核呈雪茄样,单层或复层排列,核分裂象上移至顶层;L示固有层内见流产样或不规则型腺体,上皮细胞增生密集,细胞核部分呈雪茄样,单层或假复层排列,部分核极向紊乱,核质比增大,异型深染;局部见成角异型腺体浸润至黏膜肌层;M、N.为F局部放大(200×),示黏膜表面糜烂,小凹结构紊乱,固有层内见形态异常腺体,细胞极向紊乱,胞质嗜酸性,核质比增大、异型深染,核分裂象可见,腺腔内见少量肿瘤性坏死物

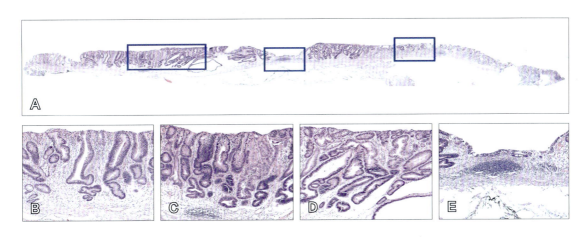

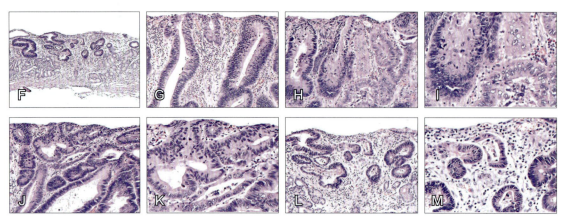

图 2-46　10# 组织病变

A.10# 组织主要病变处，标本取材深达黏膜下层；B ~ F 从左至右依次示图 A 蓝框内病变（100×），示异型腺体局限于固有层内；G 为 B 局部放大（200×），示小凹上皮细胞增生密集，核呈雪茄状，假复层或复层排列，部分区域核上移至顶层；H 为 C 局部放大（200×），图左侧小凹上皮假复层增生，核分裂象上移至顶部，图右侧小凹形态紊乱，上皮细胞极向紊乱，胞质嗜酸性，核质比增大，核膜清晰，核仁明显；I 为 H 局部放大（400×），示小凹基底部异型腺体，核分裂象易见；J 为 D 局部放大（200×），K 为 J 局部放大（200×），示黏膜表面糜烂，小凹结构紊乱，上皮细胞复层增生、核分裂象上移至顶层，部分腺体上皮细胞极向紊乱，胞质嗜酸，核质比增大、异型深染；E. 黏膜固有层大部分消失（被活检钳整齐挖去），残缺区表面被覆异型上皮；L 为 F 局部放大（200×），示黏膜表面糜烂，小凹结构失常，固有层内见不规则型或流产样腺体（蓝色箭头标记），上皮细胞复层增生或细胞极向紊乱，胞质嗜酸，核质比增大，异型深染；M 为 L 局部放大（400×），示流产样腺体，上皮细胞极向紊乱，胞质嗜酸，核质比增大，异型深染，腺腔内见肿瘤性坏死物

（四）病变谱系图（图 2-47）

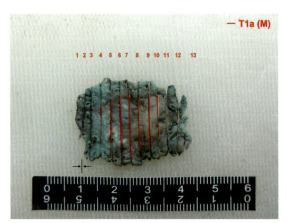

图 2-47　绘制完成后的 ESD 切除胃体小弯黏膜标本病变谱系图

（五）病理诊断

胃体小弯 ESD 切除黏膜标本　0-Ⅱa+Ⅱc 型中 - 高分化管状腺癌，表面糜烂，癌大部分局限于黏膜固有层，局部侵犯黏膜肌层（pT1a-M），癌灶面积 20mm×18mm；水平切缘（10#，2mm）及垂直切缘未见癌侵及；癌周胃黏膜呈萎缩性胃炎中 - 重度，伴腺体重度肠化；8#、10# 组织局部溃疡形成，表面被覆异型上皮，考虑与前次活检相关。

0-Ⅱa+Ⅱc, tub2>tub1, pT1a-M, 20mm×18mm, pUL0, Ly0, V0, pHM0, pVM0

病例六

一、病史简介

患者男性，59岁，因"间断性上腹部疼痛10余年，加重伴恶心1个月"前来就诊。患者入院前10余年无明显诱因出现间断上腹部疼痛，为灼痛，以剑突下为著，进食生冷食物后可诱发疼痛，自行口服奥美拉唑及果胶铋后疼痛症状缓解，期间数次行胃镜检查，诊断为：浅表性胃炎，糜烂等（未见内镜报告）。患者于入院前1个月上述症状加重，伴恶心，无明显呕吐，无反酸、腹泻，无呕血及黑便，为进一步诊治，来我院就诊，行胃镜检查示：①食管中度黏膜病变（建议 EUS+ 放大）；②慢性萎缩性胃炎（窦轻度），门诊以"食管肿瘤"收住院，患者自发病以来神清、精神可、食欲可，体重近3个月减轻5kg。入院后各项检查显示患者无明显手术禁忌证，遂行 ESD 术剥离食管黏膜病灶。

二、内镜检查及治疗

（一）内镜所见

1. 食管、贲门 食管中段距门齿29～34cm见一红色片状黏膜粗糙区，占据管腔周径1/3，NBI下病变呈茶褐色改变，NBI+ME 观察病变处 ICPL 呈Ⅳ、Ⅴ1型，病变对侧见一约0.2cm×0.3cm 隆起性病变，表面光滑，其余黏膜色泽正常，血管纹理清晰，齿状线清晰，位置正常（图2-48A～F）；应用卢戈碘液染色后相同部位出现片状不规则不染区（图2-48G）。

2. 胃 各部形态如常，蠕动良好，腔内潴留液适中、清亮；胃底、胃体黏膜红白相间，以红为主；胃角形态正常，光滑，弧度存在；胃窦黏膜红白相间，以白为主；幽门口圆，开闭良好，未见胆汁反流。

（二）超声内镜所见

食管中段黏膜病变处超声探查病变处黏膜层增厚约2.3mm，第1、2层层次结构不清，呈低回声，黏膜下层隐约可见，其余各层层次结构清晰，壁外未见肿大淋巴结；对侧隆起型病变处探及低回声团块，来源于黏膜肌层，大小约3.4mm×2.9mm。十二指肠：球部及降部未见异常（图2-48H）。

（三）内镜诊断

食管中段癌 T1 期。

食管中段黏膜下肿物（平滑肌瘤）。

（四）ESD 治疗

食管病灶经 ESD 切除，切除黏膜经展平、定位（图2-48I）后，放入10%NBF 中固定并

第二章 上消化道早癌 ESD 切除病例

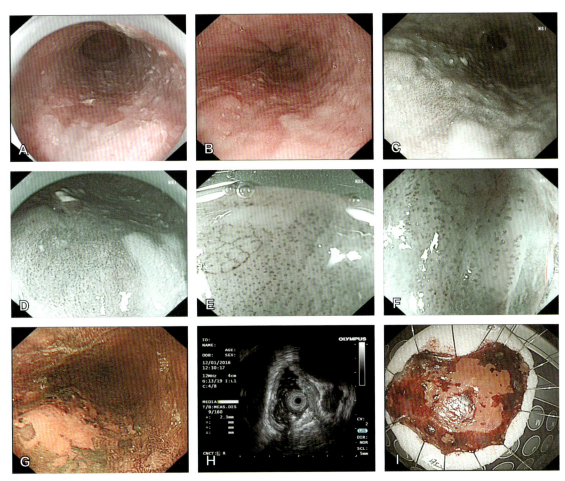

图 2-48　食管黏膜病灶内镜下所见

A、B. 为白光下观察食管距门齿 29～34cm 病灶（A 为远景，B 为近景），示一红色片状黏膜粗糙区，占据管腔周径 1/3；C、D.NBI 下观察相同部位病灶，病变呈茶褐色，示病灶与周围界线尚清，血管网模糊；E、F.NBI+ME 观察局部区域，IPCL 密集排列、扭曲扩张增粗，呈袢状、部分血管袢尾部蛇形；G. 相同部位卢戈碘液染色后白光下观察图像，示相同部位出现片状不规则不染区；H. 超声探查病变处黏膜层增厚约 2.3mm，第 1、2 层层次结构不清，呈低回声，黏膜下层隐约可见，其余各层层次结构清晰，壁外未见肿大淋巴结；I. 食管病灶 ESD 术切除后拍摄照片（标本已伸展并固定在泡沫板上）

常规送病理检查。

三、病理检查

（一）食管黏膜大体检查

食管距门齿 29～34cm ESD 切除标本：灰白灰红色不规则黏膜组织一块，大小 6.4cm×3.9cm×0.2cm，黏膜中央见不规则黏膜粗糙区，大小 2.8cm×2.6cm，间隔 2～3mm 连续切开，并按顺序单独包埋，共取材 28 块（图 2-49）。

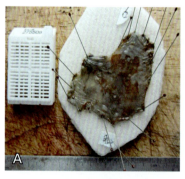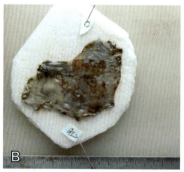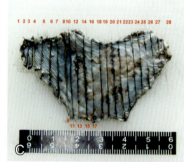

图2-49　ESD术切除食管黏膜标本大体摄影图片（经10%NBF固定24h后）
A、B.食管标本拔除固定针前后大体摄影图片；C.食管黏膜标本平行连续切开后大体摄影图片

（二）镜下所见

食管距门齿29～34cm ESD切除标本：标本取材深达黏膜下层，2～26#组织鳞状上皮1/2以上见异型细胞，10～24#组织大部分区域表面糜烂，细胞极向紊乱，核质比增大、异型深染，10#、12～15#、18～21#组织部分区域鳞状上皮出芽、上皮脚不规则下延或基底部膨胀型生长，局限于固有层浅层，10#、13#组织局部见异型细胞巢浸润至黏膜肌层，6、10、16、18、19、26、19#组织中见导管上皮鳞化，18#组织异型上皮累及导管，19#组织上皮内癌区距侧切缘＜2mm，Desmin标记平滑肌细胞，CD34、D2-40分别标记血管及淋巴管内皮细胞（图2-50～图2-53）。

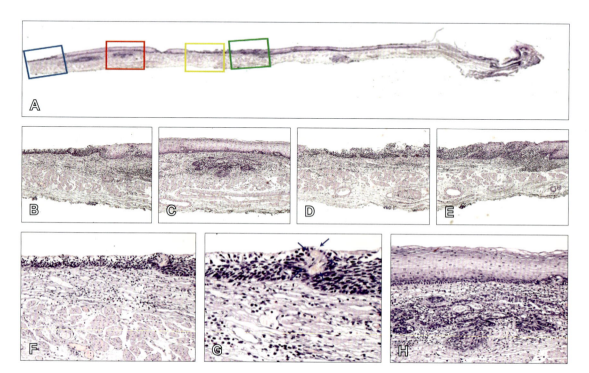

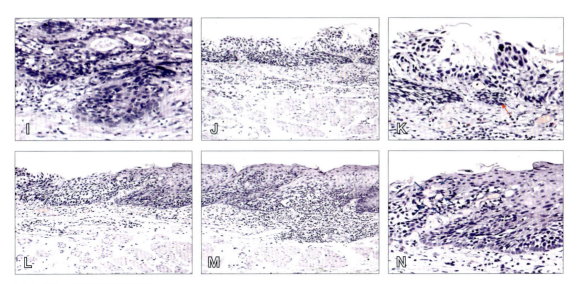

图 2-50　10# 组织病变处

A.10# 组织全景,示病灶不连续分布,固有层内较多淋巴细胞浸润,并形成淋巴滤泡,B ～ E. 从左向右依次为图 A 蓝、红、黄、绿框区域组织局部放大(100×); B. 异型细胞局限于上皮内; C. 异型细胞巢团浸润至黏膜固有层,局部侵犯黏膜肌层; D、E. 大部分区域异型细胞局限于上皮内,局部浸润至黏膜固有层; F. 为 B 局部放大(200×),示黏膜表面糜烂,残存中底层细胞极向紊乱,细胞呈梭形,胞质嗜碱性,核质比增大、异型深染; G. 为 F 局部放大(400×),示上皮内 IPCL 迂曲扩张(蓝色箭头指示); H. 为 C 局部放大(200×),示表层鳞状上皮尚正常,固有层内出现异型细胞巢团,细胞大小不一,极向紊乱,局部出现假腺样结构,胞质嗜酸性,基底样细胞呈嗜碱性,核质比增大、异型深染,局部浸润黏膜肌层,巢团周围及异型细胞间较多淋巴细胞浸润; I. 为 H 局部放大(400×),示异型巢团浸润黏膜肌层; J. 为 D 局部放大(200×),示黏膜表面糜烂,残存细胞极向紊乱,细胞呈梭形或多边形,胞质嗜酸性或嗜碱性,核质比增大、异型深染,局部见早期浸润异型细胞巢; K. 为 J 局部放大(400×),示早期浸润异型细胞巢(红色箭头指示); L、M. 为 E 局部放大(200×),示上皮 2/3 以上至全层见异型细胞,局部表面糜烂,J. 中部及右侧示鳞状上皮中底部及上皮下较多淋巴细胞浸润,N. 为 L 局部放大(400×),示上皮内 IPCL 迂曲扩张(蓝色箭头指示)

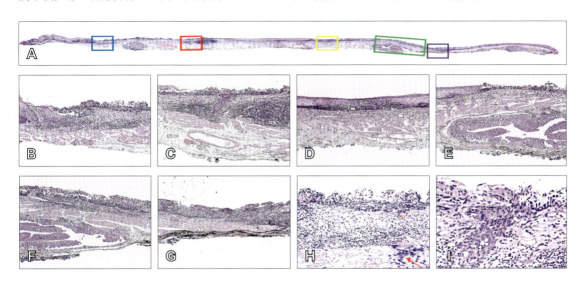

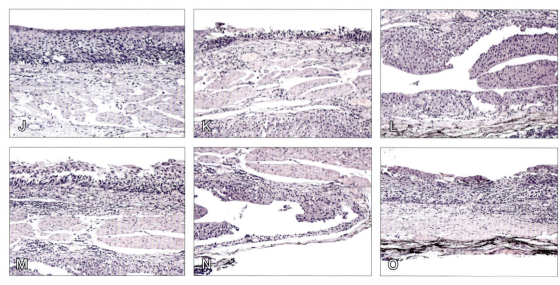

图 2-51　18# 组织病变处

A.18# 组织全景,病灶呈"跳跃"式分布,固有层内较多淋巴细胞浸润,并形成淋巴滤泡;B～G. 分别为蓝、红、黄、紫框区域组织局部放大(100×),B、C、D、G. 主要以上皮内癌为主,B. 局灶出现早期浸润,C. 异型上皮累及导管开口处;E、F. 分别为绿框区域左、右侧组织局部放大,示上皮内癌及黏膜下层衬覆鳞状上皮的导管;H. 为 B 局部放大(200×),示黏膜表面糜烂,残存中底层细胞极向紊乱,细胞呈梭形,胞质嗜酸或嗜碱性,核质比增大、异型深染,局部出现早期浸润灶(右下角局部放大图中红色箭头示),异型上皮内少量淋巴细胞浸润,右下角图为红色箭头所指区局部放大固有层内较多淋巴细胞浸润;I. 为 C 局部放大(400×),示上皮表面糜烂,残存细胞极向紊乱,细胞呈梭形,胞质嗜酸或嗜碱性,核质比增大、异型深染,异型上皮累及导管开口处,异型上皮及导管细胞间少量淋巴细胞浸润,固有层内较多淋巴细胞浸润;J. 为 D 局部放大(200×),上皮表层角化不全,角化不全细胞核质比增大、异型深染,上皮下 2/3 至全层细胞极向紊乱,细胞呈梭形,胞质嗜酸或嗜碱性,部分细胞水肿,核质比增大、异型深染,上皮下及异型细胞间少量淋巴细胞浸润;K、M. 分别为 E 及 F 上半部分局部放大(200×),示黏膜表面糜烂,残存细胞极向紊乱、呈梭形,胞质嗜酸或嗜碱性,核质比增大、异型深染,固有层内少量淋巴细胞浸润;L、N. 分别为 E、F 下半部分局部放大(200×),示导管衬覆复层鳞状上皮,部分区域腔缘残存单层柱状上皮;O. 为 G 局部放大(200×),示黏膜表面糜烂,残存上皮细胞极向紊乱,细胞呈梭形,胞质嗜酸或嗜碱性,细胞水肿,核质比增大、异型深染,局部出现早期浸润灶,异型细胞间及固有层内较多淋巴细胞浸润

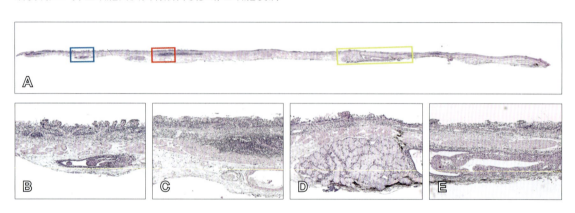

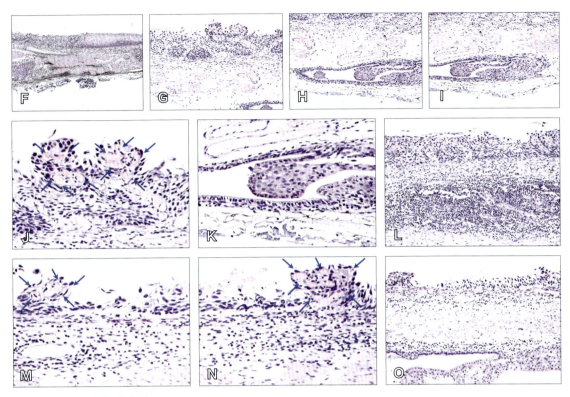

图 2-52 19# 组织病变处

A.19# 组织全景，病灶呈"跳跃"式分布，固有层内较多淋巴细胞浸润，并形成淋巴滤泡；B、C. 分别为蓝、红框区域组织局部放大（100×）；D～F. 依次为黄框区域左、中、右部局部放大（100×），B～F. 主要以上皮内癌病灶为主，B、C. 局部出现早期浸润，B、E、F. 鳞黏膜下层见衬覆复层鳞状上皮的导管；G～I. 为B局部放大（200×），示上皮表面糜烂，残存细胞极向紊乱、呈梭形，胞质嗜酸或嗜碱性，核质比增大、异型深染，上皮下较多淋巴细胞浸润，G. 示异型上皮局部出现早期浸润；J. 为G局部放大（400×），示高度迂曲扩张的IPCL（蓝色箭头）；H、I. 黏膜下层衬覆复层鳞状上皮的导管，K. 为H局部放大（400×），示鳞状上皮与柱状上皮交界部，鳞状上皮腔缘衬覆单层柱状上皮，鳞状上皮胞质嗜酸性，核异型不显著，上皮细胞轻度水肿，较多淋巴细胞浸润其间；L. 为C局部放大（200×），示上皮表面糜烂，残存细胞极向紊乱、呈梭形，胞质嗜酸或嗜碱性，核质比增大、异型深染，基底部呈膨胀性生长，部分区域超过正常上皮基底膜连线，即已发生早期浸润，固有层内较多淋巴细胞浸润，并可见淋巴滤泡形成，上皮内少量淋巴细胞浸润；M、N. 为D局部放大（400×），示上皮表面不同程度糜烂，残存细胞极向紊乱、呈梭形，胞质嗜碱性，核质比增大、异型深染，上皮内残存高度迂曲扩张的IPCL（蓝色箭头）；O. 为E局部放大（200×），示异型上皮表面糜烂，残存细胞极向紊乱、呈梭形，胞质嗜碱性，核质比增大、异型深染，黏膜下层见扩张的衬覆鳞状上皮的导管；F 示异型上皮与周围正常上皮分界清晰，异型上皮表面不同程度糜烂，残存细胞极向紊乱、呈梭形，胞质嗜碱性，核质比增大、异型深染，固有层内少量淋巴细胞浸润

上消化道早癌病例病理图谱

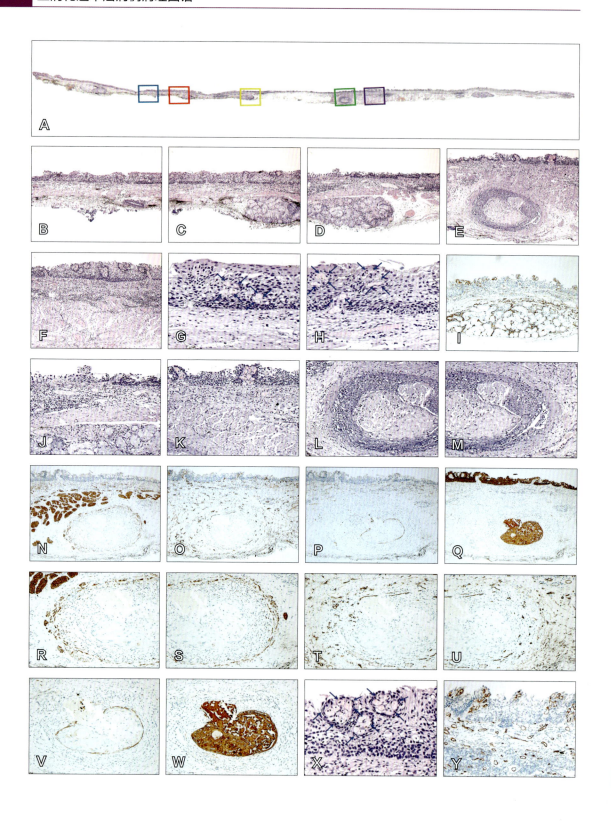

图 2-53　20# 组织病变处

A 显示 20# 组织全景；B～F 分别为蓝、红、黄、绿、紫框区域组织局部放大（100×），B～E. 上皮内癌病灶；E. 黏膜下层小静脉腔内瘤栓；F. 病变以上皮内癌为主，局部出现早期浸润；G. 为 B 局部放大（400×），示上皮表面糜烂，残存细胞极向紊乱、呈梭形，胞质嗜酸性，核质比增大、异型深染，部分细胞水肿，异型细胞间及固有层内见少量淋巴细胞浸润，IPCL 迂曲扩张（蓝色箭头）；H. 为 C 局部放大（400×），示上皮表面糜烂，残存细胞极向紊乱、呈梭形，胞质嗜酸性，核质比增大、异型深染，部分细胞水肿，异型细胞间及固有层内少量淋巴细胞浸润，IPCL 上延、迂曲扩张（蓝色箭头）；I. 为 CD34 标记血管内皮细胞后相同部位拍摄图片（100×），示 IPCL 上延、不规则扩张；J. 为 D 局部放大（200×），示上皮表面糜烂显著，残存细胞极向紊乱、呈梭形，胞质嗜碱性，核质比增大、异型深染，异型细胞间少量淋巴细胞浸润，固有层内较多淋巴细胞浸润；K～M. 为 E 局部放大（200×），K. 示上皮表面糜烂，残存细胞极向紊乱、呈梭形，胞质嗜碱性，核质比增大、异型深染，IPCL 迂曲扩张，固有层内较多淋巴细胞浸润；L、M. 示黏膜下层小静脉腔内瘤栓，血管壁薄厚不均，内、中膜黏液变性，较多淋巴细胞浸润其间，腔内见变性鳞状上皮巢团；N～Q. 分别显示 Desmin、CD34、D2-40、CKpan 标记相同血管后采集图片（100×），R、S. 为 N 局部放大，显示血管平滑肌细胞层数较少（200×）；T、U. 为 O 局部放大（200×），示血管壁内营养小血管内皮细胞；V.（200×）为 P 局部放大，示 D2-40 标记血管内皮细胞；W. 为 Q 局部放大（200×），示腔内变性明显的细胞团，CKpan 强阳性表达，证实为上皮来源；F. 示上皮表面糜烂，残存细胞极向紊乱、呈梭形，胞质嗜酸或嗜碱性，核质比增大、异型深染，部分细胞水肿，基底部呈膨胀性生长，部分区域超过正常上皮基底膜连线（即已发生早期浸润），异型细胞间少量、固有层内较多淋巴细胞浸润；X. 为 F 局部放大（400×），示 IPCL 上延、迂曲扩张（蓝色箭头）；Y. 为 CD34 标记血管内皮细胞后相同部位拍摄图片（200×），示 IPCL 上延、不规则扩张

（三）病变谱系图（图 2-54）

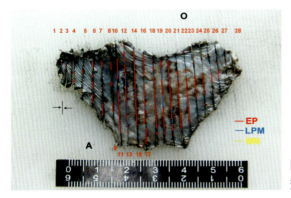

图 2-54　绘制完成后的 ESD 切除食管黏膜标本病变谱系图

（四）病理诊断

食管距门齿 29～34cm ESD 切除标本：糜烂型鳞状细胞癌（0-Ⅱb+Ⅱc 型），癌浸润至黏膜肌层（10# 组织，MM），异型上皮累及导管（18# 组织），癌灶面积 29mm×28mm，小静脉腔内见瘤栓（20# 组织，V1a），水平切缘（19#，<2mm）及垂直切缘未见癌侵及。

0-Ⅱb+Ⅱc, SCC, T1a-TPM, 29mm×28mm, pUL0, Ly0, pV1a, pHM0, pVM0

病例七

一、病史简介

患者男性，47岁，因"胸骨后不适1月余"前来就诊。患者入院前1个月无明显诱因出现胸骨后不适，无反酸、胃灼热，无胸骨后疼痛，无进食后哽噎及吞咽困难，无恶心、呕吐、腹胀、腹痛，无寒战、高热，无心慌、气短、头昏、头晕，于当地医院就诊后给予常规治疗（具体药物不详）后上述症状无明显缓解，遂来我院就诊。门诊胃镜诊断：食管黏膜不典型增生，食管黏膜多发性病变。遂以"食管黏膜不典型增生"收住入院，入院后胃镜检查：距门齿26～27cm可见不规则条状黏膜发红、粗糙，部分覆薄白苔，NBI+ME观察IPCL未见明确增粗、迂曲、延伸。距门齿30～31cm可见不规则片状黏膜粗糙、发红。NBI+ME观察病变处IPCL极性消失，扭曲、增粗。内镜诊断：食管多发黏膜病变食管中段黏膜病变（EEC?）。患者有慢性乙型肝炎病史8年余，入院后检查病毒有低度复制。其余各项检查显示患者无明显手术禁忌证，遂行ESD剥离食管黏膜病灶（术前未行病理活检）。

二、内镜检查及治疗

（一）内镜所见

食管可见多发黏膜病变，距门齿26～27cm可见不规则条状黏膜发红、粗糙，部分区域覆薄白苔，NBI+ME观察IPCL未见明确增粗、迂曲、延伸；距门齿30～31cm可见不规则片状黏膜粗糙、发红，NBI+ME观察病变处IPCL极性消失，扭曲、增粗；距门齿30～31cm可见不规则条状黏膜发红，NBI+ME观察病变处IPCL未见明确增粗、迂曲、延伸（图2-55A～D）；卢戈碘液染色后病变处现地图样淡染区，局部见不染区（图2-55E）；食管其余各部黏膜光滑未见曲张静脉、溃疡及赘生物生长。胃各部形态完整，黏液湖清亮。十二指肠球部未见溃疡及赘生物。

（二）超声内镜所见

食管30～31cm病变处前两层结构融合增厚呈低回声，黏膜下层连续完整，周边未探及肿大淋巴结（图2-55F）。

（三）内镜诊断

食管多发黏膜病变
食管中段黏膜病变（EEC）？

（四）ESD治疗

食管中段病灶经ESD切除，切除黏膜经展平（图2-55G）、定位后，放入10%NBF中固

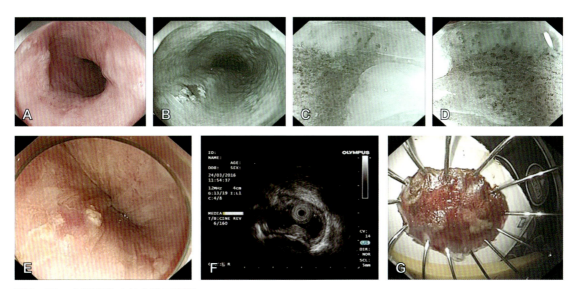

图2-55 食管黏膜病灶内镜下所见

A.白光下观察见食管黏膜出现不规则片状黏膜粗糙、发红；B.NBI观察图A所示病灶；C、D.NBI+ME观察病变处示ICPL极性消失、扭曲、口径不一；E.图B相同部位卢戈碘液染色后拍摄图片，病变处现地图样淡染区，局部见不染区；F.食管病变处超声探查病变处前两层结构融合增厚呈低回声，黏膜下层连续完整；G.ESD术后内镜采集的食管黏膜标本图片（标本已伸展并固定在泡沫板上）

定并常规送病理检查。

三、病理检查（本例患者未行术前会诊）

（一）大体描述

食管ESD术切除标本：灰白灰红色不规则黏膜组织一块，大小2.2cm×1.9cm×0.1cm，黏膜中央距长轴切缘0.4cm、短轴切缘0.8cm见一灰白色不规则表浅隆起区，大小0.2cm×0.7cm，间隔2～3mm连续切开，并按顺序单独包埋，共取材10块（图2-56）。

（二）镜下所见

ESD标本取材深达黏膜下层，3～8#组织鳞状上皮1/2以上见异型细胞，表面角化过度

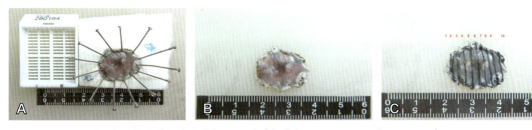

图2-56 ESD切除胃窦黏膜标本大体摄影图片（标本经10%NBF固定不足24h）

A、B分别示胃窦黏膜标本拔除固定针前后大体摄影图片；C.食管黏膜标本平行连续切开后大体摄影图片

伴角化不全，细胞极向紊乱，胞质双嗜性或嗜碱性，核质比增大、异型深染，基底细胞异型显著、排列紊乱，皮脚不规则下延，局部出现浸润性生长的细胞巢；6# 组织异型上皮表面糜烂，局部溃疡形成；CD34、D2-40 标记脉管内皮细胞示脉管腔内未见瘤栓，高级别上皮内瘤变区异型细胞弥漫、强阳性表达 p53（图 2-57～图 2-61）。

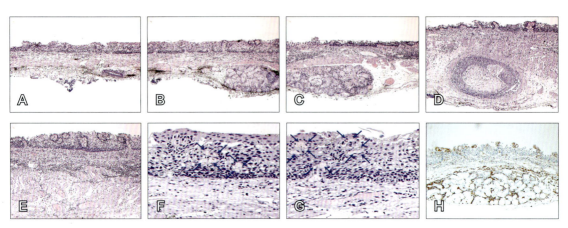

图 2-57　3# 组织病变
A. 示 3# 组织主要病变处（40×），标本取材深达黏膜下层，病灶轻度隆起；B. 为 A 病灶局部放大（100×），上皮表面角化过度伴角化不全，上皮中下部见异型细胞，细胞极向紊乱，皮脚下延、融合，中表层细胞水肿，胞质嗜碱性，核质比增大，有异型，多核巨细胞可见；C～E. 为 B 局部放大（200×），C. 上皮下毛细血管高度扩张充血；F. 示多核巨细胞（蓝色圆圈内，400×）；G、H. 示病灶处异型上皮细胞 p53 蛋白弥漫、强阳性表达（200×）

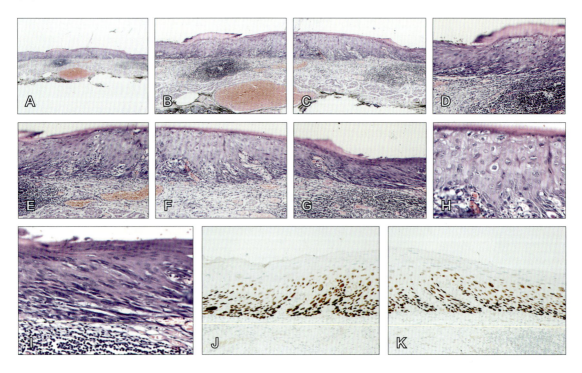

图 2-58　4# 组织病变

A. 示 4# 组织主要病变区（40×），标本取材深达黏膜下层，病灶轻度隆起或平坦。B、C. 为 A 病灶局部放大（100×），上皮表面角化过度，2/3 以上见异型细胞，中表层细胞水肿，皮脚不规则下延、融合，基底细胞排列紊乱，固有层形成 2 个淋巴滤泡。D～G. 为 B、C 局部放大（200×），F. 轻度隆起型病灶处，表层角化过度，上皮细胞极向紊乱，异型明显，胞质嗜酸或双嗜性，核质比增大、异型深染，中表层细胞水肿，皮脚不规则下延、融合，基底细胞极向紊乱；G. 轻度隆起与平坦型病灶交界处，图右侧上皮由梭形细胞构成，表层被覆不全角化物，胞质嗜酸或双嗜性，核质比增大、异型深染；H、I. 分别为 F、G 局部放大（400×）；J、K. 示病灶处上皮异型细胞弥漫（200×）、强阳性表达 p53，阳性细胞几乎达上皮全层（上皮表面覆盖较厚角化及不全角化物，内镜下为白斑区）

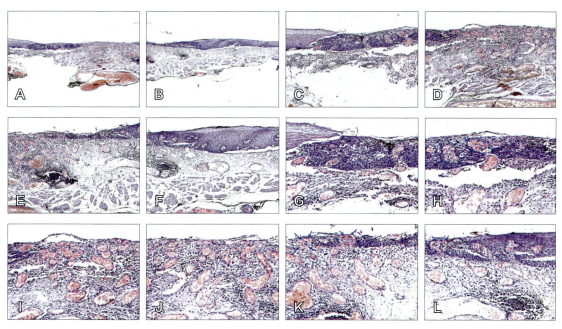

图 2-59　6# 组织病变

A、B. 示 6# 组织主要病变处（40×），标本取材深达黏膜下层，病灶平坦、部分区域糜烂、表浅溃疡形成；C～F. 为 A、B 病灶局部放大（100×），G～L. 为 C～E 局部放大（200×），G、H. 上皮全层见异型细胞，细胞极向紊乱，大小不一，胞质双嗜性，核质比增大，异型深染；H. 上皮内见 IPCL 上移、迂曲扩张（蓝色箭头标记）；I、J. 上皮糜烂或完全脱落，代之以炎性肉芽组织；K、L. 上皮糜烂显著，上皮细胞极向紊乱，大小不一，胞质双嗜性，核质比增大，异型深染，上皮内见增生扩张的毛细血管簇（蓝色箭头标记）

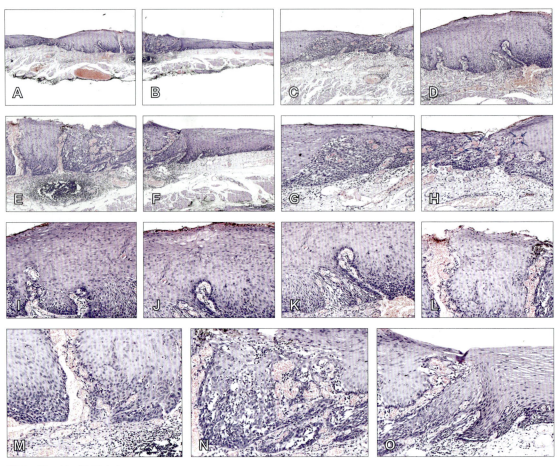

图 2-60　7# 组织病变

A、B. 示 7# 组织主要病变处（40×），标本取材深达黏膜下层，病灶平坦或轻度隆起，固有层内见淋巴细胞浸润，局部形成淋巴滤泡；C～F. 为 A、B 病灶局部放大（100×），G～L. 为 C～E 局部放大（200×），上皮表面角化过度伴角化不全，上皮 2/3 以上见异型细胞，细胞极向紊乱，皮脚下延；G、H. 上皮全层见异型细胞，细胞极向紊乱，大小不一，胞质双嗜性或嗜碱性，核质比增大，异型深染，H. 上皮内 IPCL 上移、迂曲扩张（蓝色箭头标记）；I～K. 上皮中棘细胞高度增生，基底细胞异型显著，皮脚不规则下延；L. 上皮表面角化不全，棘层水肿、核异型，基底细胞异型；M. 皮脚不规则下延，IPCL 上移，迂曲扩张、充血；N、O. 上皮全层见异型细胞，细胞极向紊乱，大小不一，胞质双嗜性或嗜碱性，核质比增大，异型深染，核质比增大、异型显著，较多淋巴细胞浸润上皮细胞间，固有层内见少量早期浸润的异型细胞巢团或完全脱落，代之以炎性肉芽组织；K、L. 上皮糜烂显著，上皮细胞极向紊乱，大小不一，胞质双嗜性或嗜碱性，核质比增大，异型深染，上皮内见增生扩张的毛细血管簇（蓝色箭头标记）

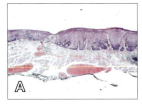 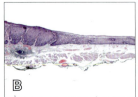 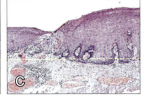 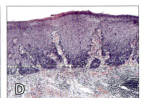

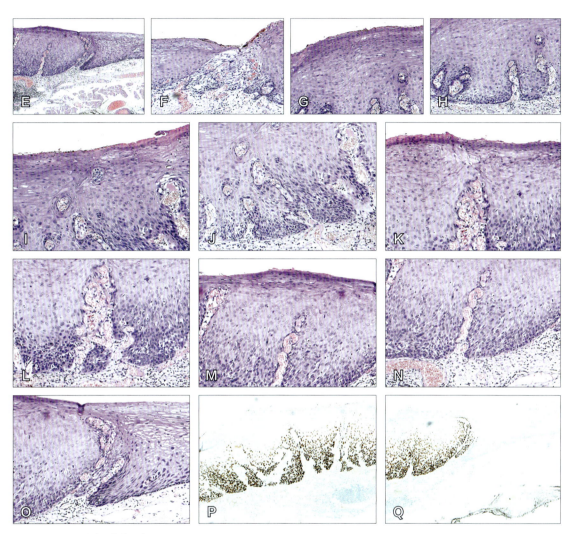

图 2-61 7# 组织病变深切后

A、B. 示 7# 组织主要病变处（40×），标本取材深达黏膜下层，病灶平坦或轻度隆起，固有层内见淋巴细胞浸润，局部形成淋巴滤泡；C～E. 为 A、B 病灶局部放大（100×），示原位鳞状细胞癌病灶，局部出现早期浸润；F～O. 为 C～E 局部放大（200×），F. 上皮局部全层被异型细胞取代，细胞极向紊乱，大小不一，胞质双嗜性或嗜碱性，核质比增大、异型深染，上皮内 IPCL 上移、迂曲扩张；G～O. 上皮表面角化过度伴角化不全，棘细胞增生、轻度水肿，下 1/3 细胞异型显著、极向紊乱、大小不一，胞质双嗜性或嗜碱性，核质比增大，异型深染，核质比增大、皮脚不规则下延，局部出现早期浸润灶（L），上皮内 IPCL 上移、迂曲扩张，上皮内及上皮下见较多淋巴细胞浸润；P、Q 为 p53 标记后拍摄图片，基底部异型细胞显示 p53 弥漫阳性表达，Q 右侧正常上皮细胞阴性表达，异型细胞与正常细胞边界明显，勾画出清晰的前锋线

(三)病变谱系图(图2-62)

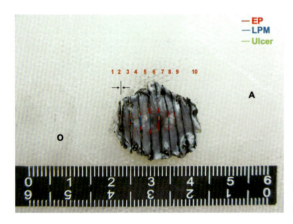

图2-62 绘制完成后的ESD术切除食管黏膜标本病变谱系图

(四)病理诊断

食管ESD术切除标本:0-Ⅱa+Ⅱb型鳞状细胞癌,癌浸润黏膜固有层(LPM),癌灶局部溃疡形成(6#组织);癌灶面积11mm×5mm;脉管腔内未见瘤栓;水平切缘及垂直切缘未见癌侵及。

免疫组化染色:癌细胞示CK5/6+,p40+,p53(错义突变,70%+),Ki-67(90%+)。

0-Ⅱa+Ⅱb,SCC,T1a-LPM,11mm×5mm,pUL1,Ly0,V0,pHM0,pVM0

病例八

一、病史简介

患者女性，63岁，因"间断上腹胀痛2周"来我院就诊。患者于入院前2周因劳累后出现间断上腹胀痛，于餐后为著，无夜间饥饿痛，无明显恶心、呕吐，无腹泻、黑便，无胸闷、气短、心悸等不适。患者遂就诊于当地医院，胃镜检查示：慢性胃炎；腹部超声示：左肾囊肿。后于省级医院再次行胃镜检查示：慢性萎缩性胃炎，胃体黏膜病变。胃镜（胃体小弯）活检示：慢性炎伴部分腺上皮低级别上皮内瘤变及轻度肠化，局灶高级别上皮内瘤变。为行进一步诊疗，患者就诊于我院，门诊以"胃黏膜病变"收住消化科。病程中患者神志清、精神可、饮食及睡眠均可、大小便如常、近期体重未见明显增减。患者既往有抗HP治疗史；有高血压病史5年，口服苯磺酸氨氯地平片，半片/次，血压波动在130/80mmHg左右；"支气管哮喘"病史10年余，沙美特罗替卡松气雾剂（舒利迭）1喷/次，控制平稳。"胃息肉切除术"3年，术后恢复良好。入院后各项检查显示患者无明显手术禁忌证，遂行ESD术剥离胃体小弯黏膜病灶，患者术后给予抑酸、保护胃黏膜、补液等治疗，患者术后恢复良好出院。

患者ESD术后12天午休后无明显诱因出现呕血，呕吐物以红色血块为主，有少量胃内容物，去当地医院就诊路上呕吐上述类似物一次，呕吐物共计约50ml。不伴有腹痛、腹胀、胸闷、气促、四肢湿冷、发热等特殊症状，当地医院给予抑酸、补液等治疗后再次至我院就诊，门诊以"上消化道出血"收住。入院后辅助检查：血常规：白细胞计数6.67×10^9/L，中性粒细胞比率0.67，红细胞计数2.77×10^{12}/L，血红蛋白85.0g/L。速检生化全项：葡萄糖4.87mmol/L，白蛋白28.1g/L，总蛋白53.2g/L。尿常规、凝止血、心电图未见明显异常。经科室讨论，无明显手术禁忌证，于入院后一天行胃/十二指肠镜下止血控制，术后诊断意见：胃恶性肿瘤ESD术后迟发型出血（术后12天）内镜下电凝止血术。入院后给予抑酸、禁食水、营养支持等治疗，患者病情平稳后出院。

二、内镜检查及治疗

（一）内镜下所见

1. 食管、贲门 黏膜色泽正常，血管纹理清晰，齿状线清晰，位置正常，未见溃疡及赘生物。

2. 胃 蠕动良好，腔内潴留液适中、清亮；胃底黏膜红白相间，以红为主；胃体小弯后壁可见片状黏膜粗糙并凹凸不平，可见边界，放大观察DL清晰，MV及MS欠规则（图2-63A～E），胃角形态正常，光滑，弧度存在；胃窦黏膜红白相间，以白为主；幽门口圆，开闭良好，未见胆汁反流。

3. 十二指肠 球部及降部未见异常。

（二）超声内镜所见

胃体病变处黏膜层与黏膜肌层融合呈低回声改变，黏膜下层外缘连续（图2-63F）。

（三）内镜诊断

胃体EGC（T1）

（四）ESD黏膜切除术

患者在左侧卧位、吸氧、心电监测、气管插管麻醉下，胃镜头端安置透明帽后常规进镜，胃体小弯中段近后壁可见一大小约5cm×4.5cm，0-IIc型病灶，界线尚清晰，于病变周边旁开5mm用Dual Knife环周标记切除范围、黏膜下注射适量1：10 000肾上腺素盐水＋玻璃酸钠＋亚甲蓝注射液，病变抬举征阳性，用Dual Knife于标记点外侧旁开3mm环周黏膜下切开并行黏膜下层剥离，黏膜下血管丰富，出血明显，局部剥离至固有肌层，其间间断电凝止血约50次，完整剥离病变组织回收送病检，剥离较深处用2枚和谐夹加固封闭；用热活检钳再次充分处理创面微血管，确认无活动性渗血后喷洒铝镁加黏膜保护剂，充分吸引腔内气体后留置胃肠减压管后退镜，离体组织大小约8.5cm×6.0cm，切除黏膜经展平、定位后、放入10%NBF中固定并常规送病检（图2-63G～I）。

（五）内镜下电凝止血术

1.食管、贲门　黏膜色泽正常，血管纹理清晰，齿状线清晰，位置正常，未见溃疡及赘生物。

2.胃　各部形态如常，蠕动良好，腔内潴留液适中、清亮，无血性潴留液；胃底、胃体黏膜红白相间，以红为主，胃体小弯可见ESD术后瘢痕形成、愈合过程中，手术区域厚苔及钛夹附着，近口侧见一血痂附着区，用热活检钳充分电凝止血，过程顺利，无活动性出血，反复冲洗观察，再未见出血（图2-63J、K）；胃角形态正常，光滑，弧度存在；胃窦黏膜红白相间，以白为主；幽门口圆，开闭良好，未见胆汁反流。

3.十二指肠　球部及降部未见异常。

三、病理检查（本例患者未行病理会诊）

（一）大体检查

胃体小弯近后壁ESD切除黏膜标本：结晶紫染色黏膜组织一块，大小7.2cm×5.4cm，黏膜中央见一5cm×3.3cm的表浅隆起＋平坦型病灶，间隔2～3mm平行切开，共取材49块（图2-64）。

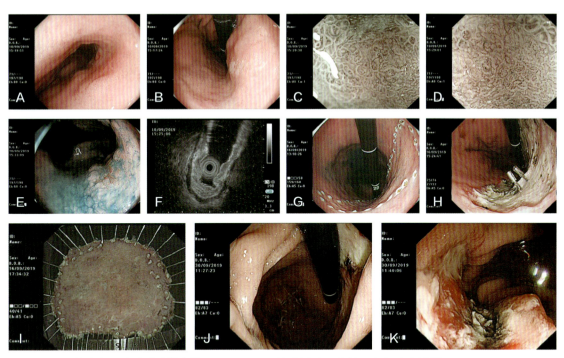

图 2-63　胃体小弯后壁黏膜病灶内镜下所见、ESD 治疗过程及内镜下电凝止血过程

A、B. 白光下观察胃体小弯后壁病灶，A、B 分别为远景及近景，病灶略凹陷；C、D.NBI+ME 观察相同部位病灶，示腺管紊乱，局部微血管增粗；E. 靛胭脂染色后白光观察相同部位，病灶表面粗糙，与周围黏膜分界尚清；F. 超声胃镜下采集图片：胃体病变处黏膜层与黏膜肌层融合呈低回声改变，黏膜下层外缘连续；G.ESD 术中于病变周边旁开 5mm 用 Dual Knife 环周标记切除范围；H. 黏膜完整剥离后的病变基底部，热活检钳多次充分处理创面微血管，剥离较深处用 2 枚和谐夹加固封闭；I.ESD 术后内镜拍摄的胃黏膜照片（黏膜已伸展并固定在软木板上）；J.ESD 术后 12 天出现迟发性出血，第 2 天再次进镜行内镜下电凝止血术，胃体小弯手术区域厚苔附着，近口侧见一血痂附着区；K. 用热活检钳充分电凝止血并反复冲洗后观察，手术区域未见出血

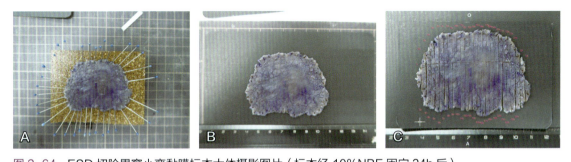

图 2-64　ESD 切除胃窦小弯黏膜标本大体摄影图片（标本经 10%NBF 固定 24h 后）

A、B 分别示胃窦小弯黏膜标本拔除固定针前后大体摄影图片；C. 胃体小弯黏膜连续平行切开并标注取材顺序、包埋方向后的标本图片

（二）镜下所见

胃小凹结构紊乱，固有层中上部见形态异常腺体，异型腺体下方为黏液腺，部分黏液腺扩张，大部分异型腺体上皮细胞单层或假复层排列，细胞呈高柱状，胞质嗜酸，核呈梭形、卵圆形或不规则形、核质比＞50%，极向存在或紊乱，核分裂象可见（图2-65）；少数异型腺体上皮锯齿状排列，细胞异型明显，核质比增大、核形不规则，核膜清晰、见红核仁（图2-66）；癌周胃黏膜固有层腺体减少，被覆上皮及大部分腺体肠化，固有层内多个淋巴滤泡形成。免疫组化染色癌细胞示p53部分区域错义突变型表达，部分区域为无义突变型表达，两种表达区域分界清晰（图2-67F～H）；Ki-67标记显示异型腺体基底至表层细胞弥漫阳性表达，增殖带消失（图2-67I～J）；癌细胞细胞表型分类显示CD10、MUC2、MUC5AC、MUC6、CDX-2不同程度阳性表达，阳性细胞数均＞10%（图2-67 A～E）；MLH1、PMS-2、MSH-2、MSH-6均阳性表达，提示该例癌组织中不存在微卫星不稳定性。

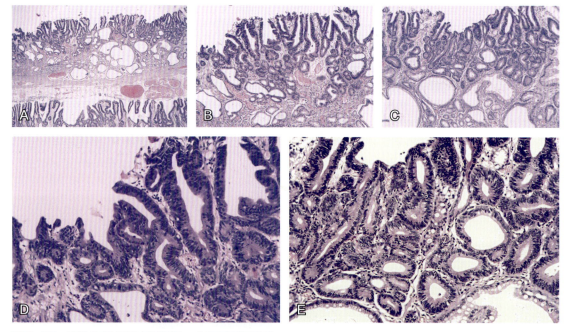

图2-65 高分化管状腺癌细胞轻－中度异型区病变

A. 标本取材深达黏膜下层，异型腺体位于黏膜固有层中上部，下方见多个囊性扩张的黏液腺（40×）；B、C. 腺癌局限于固有层中上部（100×），小凹开口紊乱，异型腺体排列密集；D、E. 异型腺体上皮细胞单层或假复层排列（200×），细胞呈高柱状，胞质嗜酸，核呈梭形、卵圆形、少数核呈不规则形，核质比增大，极向存在或紊乱，核分裂象可见

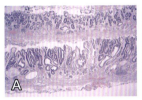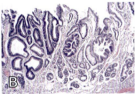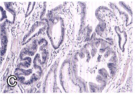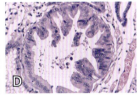

图 2-66 高分化管状腺癌细胞异型明显区病变

A. 标本取材深达黏膜下层，大部分异型腺体形态尚规则，少数腺体上皮呈锯齿状排列（40×）；B. 图左腺体核异型不明显（100×），图右腺体核异型明显；C.（200×）、D.（400×）示细胞异型明显腺体，胞质嗜酸性，核质比增大、核形不规则，核膜清晰、见红核仁，腺腔内见正在发生凋亡的肿瘤细胞及凋亡小体

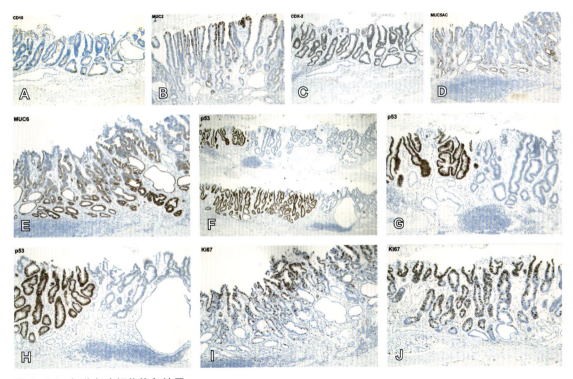

图 2-67 部分免疫组化染色结果

A～E. 分别为 CD10、MUC2、CDX-2、MUC5AC、MUC6 在癌组织中的表达（100×），CD10 显示细胞膜表达，CDX-2 示胞核表达，MUC2、MUC5AC、MUC6 均显示胞质表达；F～H. 分别示 p53 表达，F 示在两条相邻组织中 p53 部分为错义突变型表达、部分为无义突变型表达（40×），G、H. 分别为 F 上、下组织局部放大（100×），示 p53 错义突变型表达与无义突变型表达交界处，图左组织癌细胞 p53 弥漫强阳性表达，阳性细胞数＞90%，提示发生错义突变，图右组织癌细胞零星散在表达（＜1%+），染色强度较弱，提示为无义突变型表达；I、J. 示不同区域癌组织 Ki-67 表达状况（100×），癌组织基底部至表层细胞弥漫阳性表达，增殖带消失

(三)病变谱系图(图 2-68)

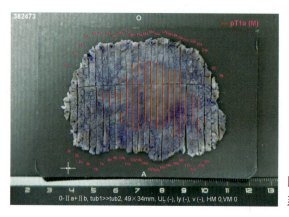

图 2-68 绘制完成后的胃体小弯黏膜标本病变谱系图

(四)病理诊断

胃体小弯近后壁 ESD 切除黏膜标本：0-Ⅱa+Ⅱb 型高分化管状腺癌，分化型腺癌细胞表型分类：胃肠混合型，癌局限于黏膜固有层，脉管腔内未见瘤栓，癌灶面积 4.9cm×3.4cm，癌灶下方固有层基底部见多个囊性扩张的黏液腺体；癌周胃黏膜呈萎缩性胃炎重度，肠化重度，固有层内多个淋巴滤泡形成；水平切缘及垂直切缘未见癌侵及。

免疫组化染色：癌细胞示 p53（部分为错义突变表达，90%+，部分为无义突变型表达），Ki-67（50%～80%+，肿物基底至表层细胞弥漫阳性表达，增殖带消失）；CD10+，MUC2+，MUC5AC+，MUC6+，CDX-2+；MLH1+，PMS-2+，MSH-2+，MSH-6+。

0-Ⅱa+Ⅱb，tub1，T1a-M，49mm×34mm，pUL0，Ly0，V0，pHM0，pVM0

病例九

一、病史简介

患者女性,28岁,因"间断剑突下疼痛4年,加重40余天"来我院就诊。患者于入院前4年进食刺激性食物后出现剑突下疼痛不适,伴恶心、呕吐,无腹胀、腹泻,无寒战、发热,无呕血、便血及黑便等不适,遂就诊于当地医院给予对症治疗(具体不详)后症状得到暂时缓解,此后患者仍间断剑突下疼痛不适,每年疼痛2~3次,每次疼痛持续时间7~8h,无恶心、呕吐及腹胀等不适,患者及其家属未予以重视亦未行进一步诊治,于入院前40天患者产后剑突下疼痛症状加重,进食干硬食物后出现剑突下疼痛不适,疼痛难忍,疼痛发作次数增加,无腹胀,无恶心、呕吐等不适,遂就诊于外院门诊,行胃镜示:慢性萎缩性胃炎(胃窦,轻度)并增生,活检示:(胃窦前壁)高-中分化腺癌,现患者为进一步诊治就诊于我院,以"胃恶性肿瘤"收住消化科,此次发病以来,患者神志清、精神可、饮食及夜间睡眠可,小便正常,偶有便秘,近40天体重减轻约18kg。

患者入院后积极完善相关检查及检验并会诊病理切片,入院后各项检查显示患者无明显手术禁忌证,遂行ESD术剥离胃窦前壁病灶,患者术后给予抑酸、保护胃黏膜、补液等治疗,术后恢复良好出院。

患者3个月后因进食油腻食物后出现右上腹部胀痛不适,疼痛呈间歇性,向腰背部放射痛,无恶心、呕吐,无腹泻、腹胀,无发热、寒战等不适,来我院门诊行腹部超声示:胆囊结石(多发),患者及其家属为求进一步治疗入住我院普外科,入院后各项检查显示患者无明显手术禁忌证,经全科讨论后在全身麻醉下行腹腔镜下胆囊切除术,术程顺利,术后安返病房,术后给予保护胃黏膜、补液及维持电解质平衡等治疗,术后恢复良好出院。

患者1年后复查胃镜手术区域未见复发。

二、内镜检查及治疗

(一)内镜下所见

1. **食管、贲门** 黏膜色泽正常,血管纹理清晰,齿状线清晰,位置正常,未见溃疡及赘生物。

2. **胃** 各部形态如常,蠕动良好,腔内潴留液适中、清亮;胃底、胃体黏膜红白相间,以红为主;胃角形态正常,光滑,弧度存在;胃窦黏膜红白相间,以白为主,可见多发片状黏膜充血并略凹陷,于胃窦前壁可见片状黏膜隆起、中央凹陷,可见既往活检后溃疡形成(图2-69A、B),用NBI+ME观察病变,与周边界线清晰,腺管有扩张,微血管有扩张延长,底部白苔无法冲去影响放大观察(图2-69C~E);幽门口圆,开闭良好,未见胆汁反流。

3. **十二指肠** 球部及降部未见异常。

（二）超声胃镜

超声所见：胃窦病变处结构层次尚存在，病变处黏膜层与黏膜肌层融合略增厚，黏膜下层连续完整（图2-69F）。

（三）内镜诊断

胃窦前壁EGC（T1）

（四）ESD黏膜切除术

患者在左侧卧位、吸氧、心电监测、气管插管麻醉下，胃镜头端安置透明帽后常规进镜，胃窦前壁处可见一大小约1.5cm×1.0cm IIc型病灶，周边斑片状发红，中央可见活检后瘢痕形成，ME见MV及MS不规则异常，界线清晰，于病变周边旁开1.5cm用Dual Knife环周标记切除范围（图2-69G）、黏膜下注射适量1∶10 000肾上腺素盐水＋玻璃酸钠＋亚甲蓝注射液，病变抬举征阳性，用Dual Knife于标记点外侧旁开3mm环周黏膜下切开并行黏膜下层剥离，其间间断电凝止血约20次，完整剥离病变组织（图2-69H）回收送病检；用热活检钳再次充分处理创面微血管，确认无活动性渗血（图2-69I）后充分吸引腔内气体后退镜，离体组织大小约4.0cm×3.0cm。患者行麻醉复苏，结束操作。术程顺利。

（五）术后2个月复查胃镜

1. 食管、贲门　黏膜色泽正常，血管纹理清晰，齿状线清晰，位置正常。
2. 胃　各部形态如常，蠕动良好，腔内潴留液适中、清亮；胃底、胃体黏膜红白相间，以红为主；胃角形态正常，光滑，弧度存在；胃窦黏膜红白相间，以白为主，胃窦前壁可见ESD术后溃疡愈合良好（图2-69J、K），NBI+MZ观察未见明确异常的MV及MS（图2-69L），靛胭脂染色后无发红区域；幽门口圆，开闭良好，未见胆汁反流。
3. 十二指肠　球部及降部未见异常。

诊断：慢性萎缩性胃炎（C1型）。

（六）术后7个月第2次复查胃镜

1. 食管、贲门　黏膜色泽正常，血管纹理清晰，齿状线清晰，位置正常。
2. 胃　各部形态如常，蠕动良好，腔内潴留液适中、色黄；胃底、胃体黏膜红白相间，以红为主；胃角形态正常，光滑，弧度存在；胃窦黏膜红白相间，以白为主，胃窦前壁可见ESD术后溃疡愈合良好（图2-69M），NBI+ME观察MV及MS规则（图2-69N）；幽门口圆，开闭良好，未见胆汁反流。
3. 十二指肠　球部及降部未见异常。

诊断：慢性萎缩性胃炎（C1型）并胆汁反流。

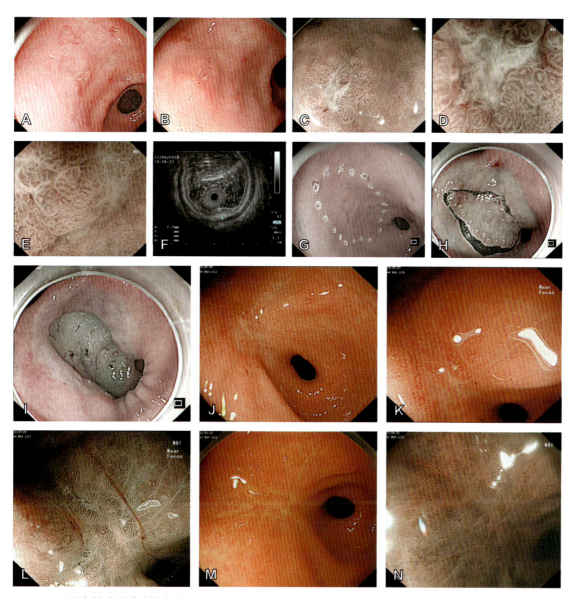

图 2-69　胃窦前壁黏膜病灶内镜下所见、ESD 术治疗过程及内镜下电凝止血过程

A、B. 白光下观察胃窦前壁病灶，A、B 分别为远景及近景，病灶处黏膜隆起，中央凹陷，见前次活检后溃疡；C～E.NBI+ME 观察相同部位病灶，示病灶与周围黏膜界线清晰，腺管扩张，微血管扩张延长，凹陷基底部附着白苔，影响观察；F. 超声胃镜下采集图片：胃窦病变处结构层次尚存在，病变处黏膜层与黏膜肌层融合略增厚，黏膜下层连续完整；G.ESD 术中于病变周边旁开 3mm 用 Dual Knife 环周标记切除范围；H. 完整剥离病变黏膜组织后拍摄图片；I. 黏膜完整剥离后的病变基底部，热活检钳多次充分处理创面微血管，基底部未见到活动性出血；J～L.ESD 术后 2 个月复查胃镜，胃窦前壁可见 ESD 术后溃疡愈合良好，瘢痕形成并收缩，NBI+ME 观察未见明确异常 MV 及 MS，I、K 为白光下观察溃疡愈合区，分别为远景及近景；L.NBI+ME 观察相同部位黏膜；M、N. ESD 术后 7 个月再次复查胃镜，M、N 分别为白光及 NBI 模式下观察溃疡愈合后黏膜，ESD 术后溃疡愈合良好，NBI+ME 观察 MV 及 MS 规则

三、病理检查

（一）术前会诊

（胃窦前壁）高 - 中分化腺癌，Hp+（图2-70）。

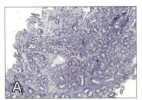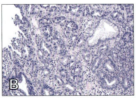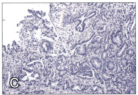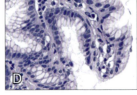

图 2-70　原单位活检病理切片镜下所见
A. 固有层内见腺样及少量形成内乳头的异型腺体（100×）；B、C. 为黏膜局部放大（200×），异型腺体上皮细胞极向紊乱、大小不一，胞质嗜酸，核质比增大，异型深染，部分细胞核内核膜清晰、核仁明显；D. 黏膜局部小凹内见幽门螺杆菌（400×）

（二）ESD 黏膜切除术后病理评估

1. 大体检查　（胃窦前壁ESD切除标本）黏膜组织一块，大小4.9cm×2.6cm×0.1cm，中央见一表浅凹陷型病灶，大小0.5cm×0.4cm，间隔2～3mm平行切开，共取材19块（图2-71）。

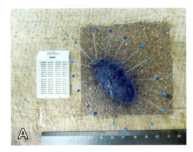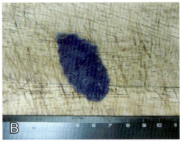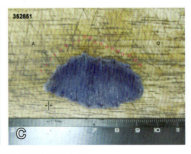

图 2-71　ESD 术切除胃窦前壁黏膜标本大体摄影图片（标本经 10%NBF 固定 24h 后）
A、B 分别示胃窦前壁黏膜标本拔除固定针前后大体摄影图片；C. 胃窦前壁黏膜连续平行切开并标注取材顺序、包埋方向后的标本图片

2. 镜下所见　胃小凹开口紊乱，固有层完全或部分被异型腺体取代，腺体大小不一、形态不规则，少数腺体相互连接，个别腺体内乳头形成，胞质嗜酸性，核质比增大，异型深染（图2-72，图2-73）；周围见少量不连续分布的异型腺体，腺体所在黏膜表面被覆上皮锯齿状增生，胞质嗜酸，核异型度低（图2-74A、B）；癌周胃黏膜固有层腺体减少，被覆上皮及大部分腺体肠化，固有层内多个淋巴滤泡形成。免疫组化染色癌细胞示p53错义突变型表达（图2-74C）；Ki-67标记显示异型细胞弥漫阳性表达，表层被覆正常上皮散在表达（图2-74D）；分化型胃癌细胞表型分类显示CD10、MUC2、MUC5AC、MUC6阴性表达，CDX-2阳性表达（图2-74E）；MLH1、PMS-2、MSH-2、MSH-6均阳性表达，提示该例癌组织中不存在微卫星不稳定性。

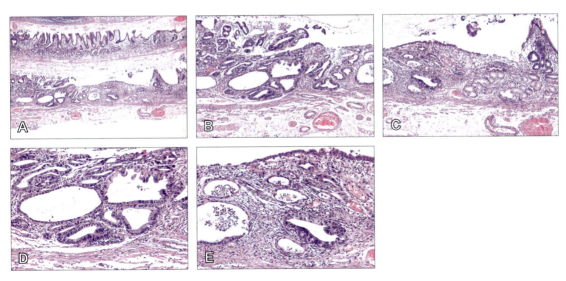

图 2-72　9# 组织癌灶

A.（40×）为 8#、9# 组织局部（9# 组织位于图下方），示标本取材深达黏膜下层，异型腺体大部分位于黏膜固有层，局部侵犯黏膜肌层，癌灶中央表浅凹陷，8# 组织大部分为萎缩性胃炎，部分腺体肠化，少数区域出现异型腺体；B、C. 示 9# 黏膜固有层完全或部分被异型腺体取代（100×），腺体大小不一、形态不规则，少数相互连接，个别腺体内乳头形成，胞质嗜酸性，核质比增大，异型深染，图 B 少数异型腺体与黏膜肌相接；D、E. 分别为 B、C 局部放大（200×）

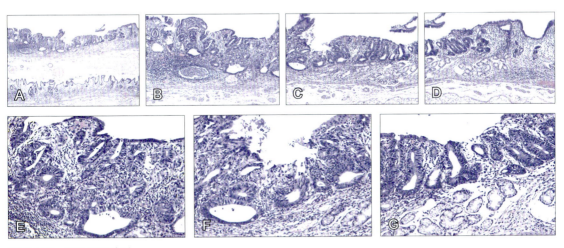

图 2-73　10# 组织癌灶

A. 为 10、11# 组织局部（10# 组织位于图上方，40×），示标本取材深达黏膜下层，异型腺体位于黏膜固有层，部分异型腺体下方见淋巴滤泡，局部侵犯黏膜肌层，癌灶中央表浅凹陷，11# 组织为萎缩性胃炎改变；B～D. 示 10# 组织黏膜固有层完全或部分被异型腺体取代（100×），小凹结构紊乱，腺体大小不一、形态不规则，胞质嗜酸性，核呈卵圆形或圆形、多角形，核质比增大，D 示癌灶与癌周正常黏膜交界处，图左为异型腺体，图右为正常腺体；E～G. 分别为 B～D 局部放大（200×），示异型腺体

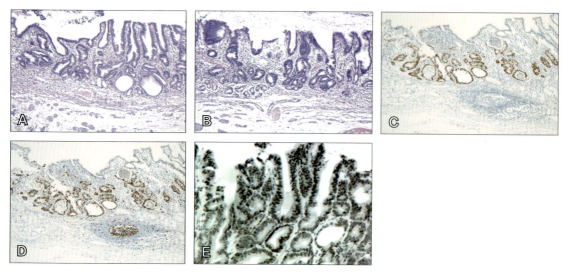

图 2-74 主病灶周围异型度降低癌灶及免疫组化染色结果

A、B. 为主病灶周围不连续分布的病灶（100×），被覆上皮胞质嗜酸性，小凹增生呈锯齿状，固有层内见异型腺体，核极向紊乱，核质比增大，核分裂象可见，腺体异型度降低，考虑与患者前期抗 Hp 治疗相关；C、D. 分别示 p53 与 Ki-67 在癌灶中的表达（100×），癌灶表面被覆相对正常的黏液柱状上皮，同样考虑与患者前期抗 Hp 治疗相关；正常上皮与癌性腺管 p53 与 Ki-67 的表达均有显著差异；E. 示癌灶中 CDX-2 的表达（200×）

3. 病变谱系图（图 2-75）

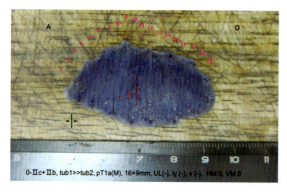

图 2-75 绘制完成后的 ESD 切除胃窦前壁黏膜标本病变谱系图

4. 病理诊断　胃窦前壁 ESD 切除黏膜标本：0-Ⅱc+Ⅱb 型高分化管状腺癌，局部为中分化管状腺癌，分化型腺癌细胞表型分类：肠型，癌侵犯黏膜肌层，脉管腔内未见瘤栓，癌灶面积 1.6cm×0.9cm；癌周胃黏膜呈萎缩性胃炎中 - 重度，肠化中度改变，固有层及黏膜肌层见多个淋巴滤泡；水平切缘及垂直切缘未见癌侵及。

免疫组化染色：癌细胞示 CK/18+，Syn-，p53（错义突变，90%+），Ki-67（80%+）；CD10-，MUC2-，MUC5AC，MUC6-，CDX-2+；MLH1+，PMS-2+，MSH-2+，MSH-6+。

0-Ⅱc+Ⅱb,tub1>tub2,T1a-M,16mm×9mm，pUL0，Ly0，V0，pHM0，pVM0

病例十

一、病史简介

患者男性，62岁，因"发现'胃黏膜高度上皮内瘤变'1周"入院。患者于入前1周无明显诱因出现头痛、头晕等不适，就诊于当地医院，查头颅CT未见明显异常。查腹部彩超示：①肝区光点稍密、稍粗；②胆、胰、脾声像图未见明显异常。行胃镜检查示：①萎缩性胃炎；②十二指肠球部息肉；③幽门管息肉。取活检病理检查示：（胃体）黏膜高度上皮内瘤变，局灶疑似浸润。（十二指肠球部）黏膜轻度急慢性炎症。患者遂就诊于我院，门诊以"胃恶性肿瘤"收住我科。患者自此次发病以来，神志清，精神尚可，饮食、睡眠尚可，大小便如常，近2个月体重减轻7kg。

患者入院后积极完善相关检查及检验并会诊病理切片，入院后各项检查显示患者无明显手术禁忌证，遂行ESD术剥离胃体上段后壁病灶，患者术后给予抑酸、保护胃黏膜、补液等治疗；术后病理回报：0-Ⅱa+Ⅱc型中分化管状腺癌（60%），部分为高分化管状腺癌（30%）及低分化腺癌（10%），伴神经内分泌分化；分化型胃癌黏液表型分类：肠型；固有层顶部及基底部见多个囊性扩张异型腺体，癌侵及黏膜下层（SM1，浸润深度<500μm），脉管腔内见瘤栓，病灶面积2.1 cm×1.6cm，水平切缘及垂直切缘未见癌侵及。结合早期胃癌内镜下诊治指南，与家属及患者进行长时间充分的沟通，反复告知追加外科手术进行淋巴结清扫及局部胃切除的必要性，但同时也结合既往研究资料，告知外科手术后淋巴结阳性及阴性，以及后续其他的可能，并请普外科医师会诊评估协助制订进一步处理方案。普外科医师会诊后意见：病史敬悉，患者因早期胃癌入院，完善评估后行ESD治疗，术后病理证实中分化为主的混合分化癌，低分化比例约10%，水平切缘及垂直切缘均阴性，SM浸润小于500μm，但脉管浸润阳性。查体：腹平软，无压痛，肝脾未及，肠鸣音可。诊断：胃早癌，ESD术后建议：①继续贵科治疗；②术后病理：中分化为主的混合分化癌，低分化比例约10%，水平切缘及垂直切缘均阴性，SM浸润小于500μm，脉管可见癌栓，Ki-67：90%，患者经ESD手术，病变已完整切除，但术后病理有高危因素存在，建议暂追加化疗，严密观察病情变化，必要时手术治疗；③随诊。与患者及其家属充分沟通后，其表示充分理解并知情治疗原则，表示暂不确定外科手术，并同意先行化疗治疗，根据复查结果再决定是否行外科追加手术治疗。

患者ESD术后2个月再次入院，给予"奥沙利铂+卡培他滨"方案化疗，具体方案为：奥沙利铂250mg（d1）静脉滴注、卡培他滨片（d1～14）早2500mg、晚2000mg口服，同时辅以护胃、水化等对症支持治疗。在我院进行治疗同时，患者家属在国内多家医院进行会诊（包括病理切片会诊及临床会诊），后决定追加胃切除手术，并于1个月后在省内另一家三甲医院普外科行近端胃部分切除及淋巴结清扫手术治疗，术后病理回报ESD手术残存区域未发现癌残留，淋巴结未找到癌转移。

胃切除术后6个月在我院门诊随访未发现明显异常。

二、内镜检查及治疗

(一) 内镜下所见

1. 食管、贲门　黏膜色泽正常,血管纹理清晰,齿状线清晰,位置正常,未见溃疡及赘生物。

2. 胃　各部形态如常,蠕动良好,腔内可见大量混浊潴留液;胃底、胃体黏膜红白相间,以红为主,胃体上段后壁可见一大小约2.0cm×2.0cm的不规则颗粒样隆起型病变,中央凹槽样凹陷(图2-76A～D),NBI+ME观察MV及MS明显异常(图2-76E～H),局部见白色球状外观(white globe appearance,WGA,图2-76I～J),醋酸染色及靛胭脂染色后明显发红;胃角形态正常,光滑,弧度存在;胃窦黏膜红白相间,以白为主;幽门口圆,开闭良好,未见胆汁反流。

3. 十二指肠　球部可见两处增生,降部可见一大小约0.4cm×0.3cm增生(图2-76K～N)。

(二) 超声胃镜

超声所见:胃体病变处胃壁增厚,前两层结构融合,呈低回声,侵及黏膜下层,固有肌层完整,周边未探及肿大淋巴结。

(三) 内镜诊断

胃体上段后壁恶性肿瘤(T1,0-Ⅱa+Ⅱc)

十二指肠多发增生性病变

(四) ESD 术

患者在左侧卧位、吸氧、心电监测、气管插管麻醉下,胃镜头端安置透明帽后常规进镜,胃体上段后壁处可见一大小约2.5cm×2.0cm的Ⅱa+Ⅱc型病灶,中央色发红,界线清晰,放大观察MV及MS明显异常,靛胭脂染色后中央明显发红,于病变周边旁开5mm用Dual Knife环周标记切除范围(图2-76P)、黏膜下注射适量1:10 000肾上腺素盐水+玻璃酸钠+亚甲蓝注射液,病变抬举征阳性,用Dual Knife于标记点外侧旁开3mm环周黏膜下切开并紧贴肌层行黏膜下层剥离,其间间断电凝止血约50次,完整剥离病变组织回收送病检;用4枚和谐夹完全封闭加固固有肌层贯通处(图2-76Q),热活检钳再次充分处理创面微血管,确认无活动性渗血后充分吸引腔内气体后退镜,离体组织大小约3.0cm×3.0cm。患者行麻醉复苏,结束操作。术程顺利。

(五) 胃切除术后6个月复查胃镜

1. 食管　吻合口狭窄,镜身勉强通过,余黏膜色泽正常,血管纹理清晰。

2. 胃　食管胃吻合术后改变,吻合口狭窄,黏膜未见明显异常(图2-76R)各部形态如常,蠕动良好,腔内潴留液适中、清亮;胃底、胃体黏膜红白相间,以红为主;胃窦黏膜红白相间,以白为主;幽门口圆,开闭良好,未见胆汁反流。

3. 十二指肠 球部可见多发半球型息肉,表面光滑(图2-76S),降部未见异常。

诊断:食管胃吻合术后改变

吻合口狭窄

十二指肠多发息肉(山田Ⅰ型)

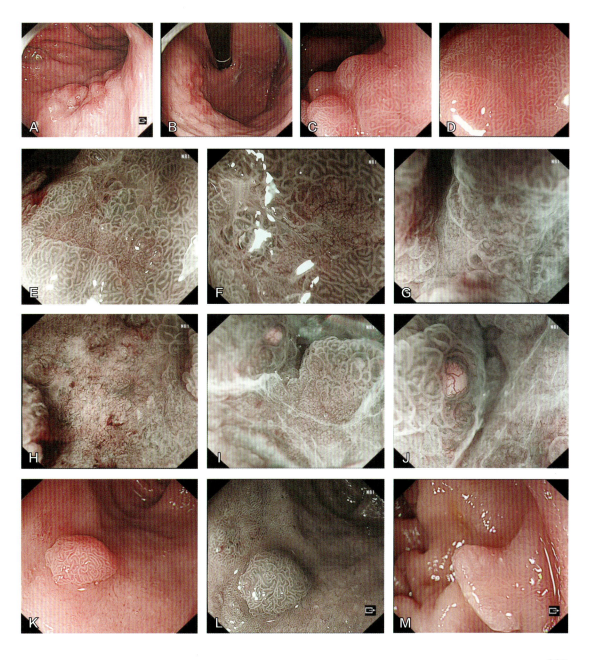

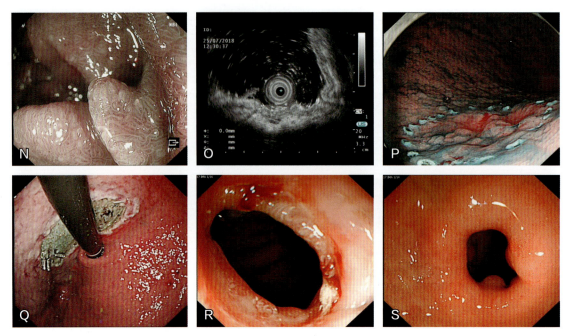

图 2-76 胃体小弯后壁黏膜病灶内镜下所见、ESD 术治疗过程及近端胃切除术后内镜随访结果

A、B. 白光下从不同角度观察胃体小弯后壁病灶,均为远景,病灶处黏膜隆起,中央凹陷,见前次活检后溃疡;C、D. 观察相同部位病灶近景图像,C 为病灶隆起处,D 为病灶中央;E.NBI 观察 D 相同区域,示病灶与周围黏膜界线清晰,腺管扩张,微血管扩张延长,病灶中央腺管表面结构部分存在,部分消失,微血管增生紊乱;F.E 局部放大;G.NBI+ME 观察病灶隆起处,黏膜表面见乳头状结构,乳头内部为环状微小血管,提示该区域存在分化型腺癌;H.NBI+ME 观察病灶中央,示黏膜表面结构消失,出现大量扭曲、分支的微小血管,提示该区域存在未分化型腺癌;I.WGA 远景;J.WGA 近景;K、M. 白光下观察十二直肠息肉;L、N.NBI 下观察相同病灶,黏膜表面腺体结构存在;O. 超声胃镜下采集图片:胃体病变处胃壁增厚,前两层结构融合,呈低回声,侵及黏膜下层;P.ESD 术中于病变周边旁开 5mm 用 Dual Knife 环周标记切除范围;Q. 黏膜完整剥离后的病变基底部,4 枚和谐夹完全封闭加固固有肌层贯通处,热活检钳多次充分处理创面微血管,基底部未见到活动性出血;R. 手术后吻合口处黏膜,因吻合口狭窄,镜身通过时造成黏膜出血;S. 十二指肠黏膜多发息肉

三、ESD 黏膜切除术后病理评估(本例患者未行术前会诊)

(一)大体检查

(胃体 ESD 切除标本)黏膜组织一块,大小 3.3cm×2.7cm×0.1cm,中央见一表浅隆起+表浅凹陷型病灶,大小 2cm×1.8cm,间隔 2～3mm 平行切开,共取材 11 块(图 2-77)。

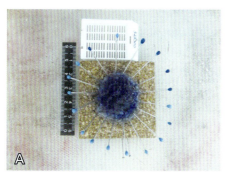
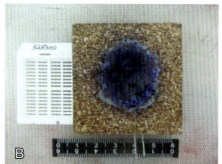
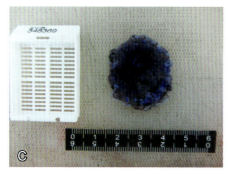
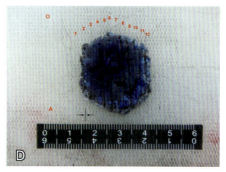

图 2-77　ESD 术切除胃体小弯后壁黏膜标本大体摄影图片（标本经 10%NBF 固定不足 24h）

A～C. 分别示胃体小弯后壁黏膜标本拔除固定针前后大体摄影图片；B. 用不同数量大头针标记口肛侧；D. 胃体小弯后壁黏膜连续平行切开并标注取材顺序、包埋方向后的标本图片

（二）镜下所见

胃小凹开口紊乱，固有层完全或部分被异型腺体取代，腺体大小不一、形态不规则，筛状或形成内乳头的异型腺体多见，胞质嗜酸性，核质比增大，异型深染，个别异型腺体囊性扩张，腔内充满坏死物、脱落异型细胞及凋亡小体（图 2-78A、B），与内镜下 WGA 区相对应；分化型腺体周围存在少量异型细胞条索或异型细胞巢团，胞质嗜酸性，核质比增大、核膜清晰、核仁明显细胞提示存在未分化癌成分（图 2-78C～F）；5#、6# 组织部分区域见异型腺体突破黏膜肌层、侵犯黏膜下层，因浸润方式非毁损型浸润，自黏膜肌下缘至肿瘤浸润最深处的距离测得浸润深度小于 500μm（图 2-78N～Q）；癌周胃黏膜固有层腺体减少，被覆上皮及大部分腺体肠化，固有层内多个淋巴滤泡形成。免疫组化染色癌细胞显示 CD10、MUC2 阴性表达；MUC5AC、MUC6，CDX-2 阳性表达，提示分化型胃癌细胞表型分类为胃肠混合型；MLH1、PMS-2、MSH-2、MSH-6 均阳性表达，提示该例癌组织中不存在微卫星不稳定性。

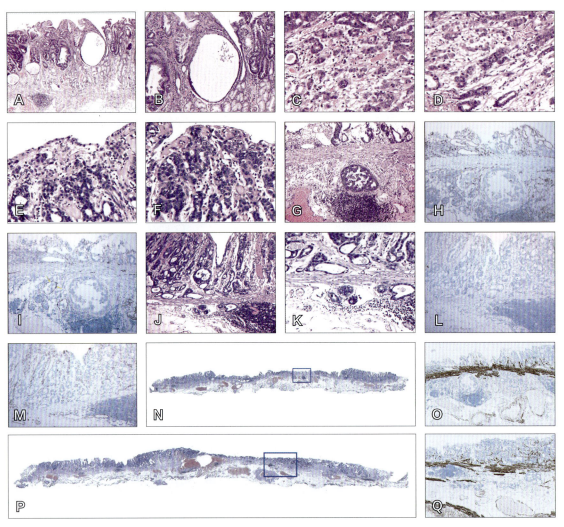

图 2-78 黏膜病灶镜下改变

A. 为 8# 组织对应内镜下 WGA 处（40×），标本取材深达黏膜下层，黏膜固有层上中部被异型腺体取代，表层上皮大部分为异型上皮、局部为相对正常的黏液柱状上皮，异型腺体筛状或形成内乳头，少数囊性扩张，异型细胞胞质嗜酸性，核质比增大、异型深染，扩张异型腺体腔内含坏死物及凋亡小体，黏膜肌层淋巴滤泡形成；B. 为扩张异型腺体局部放大（100×），示腔内含坏死物、脱落异型细胞及凋亡小体；C、D. 示 4# 组织分化型腺体周围出现少量异型细胞条索（200×），胞质嗜酸性，核质比增大、核膜清晰、核仁明显；E、F. 示 8# 组织中存在少量异型细胞巢团（200×）；G～I. 示 5# 组织黏膜下层中存在的瘤栓（100×），G 显示 HE 染色切片，未见到明确瘤栓，H、I. 分别为 CD31、D2-40 标记脉管腔内皮细胞后相同部位拍摄图片，大的异型腺体左侧脉管腔内存在异型细胞巢团（黄色箭头标记），管腔内存在淋巴细胞，提示淋巴内存在瘤栓；J.8# 组织中存在的瘤栓，黏膜下层淋巴管内见异型细胞巢团（管腔内），淋巴管周围见淋巴滤泡；K. 为 J 局部放大（200×）；L、M. 分别为 CD31、D2-40 标记脉管腔内皮细胞后相同部位拍摄图片（100×），因切面关系，上述切片中未能显示该脉管腔；N.5# 组织全景，蓝框标记处显示癌组织浸润黏膜下层；O. 蓝框标记组织局部放大，Desmin 标记黏膜肌层，显示异型腺体突破黏膜肌层，已浸润至黏膜下层；P.6# 组织全景，蓝框标记处显示癌组织浸润黏膜下层；Q. 蓝框标记组织局部放大，Desmin 标记黏膜肌层，显示异型腺体突破黏膜肌层，已浸润至黏膜下层

（三）病变谱系图（图 2-79）

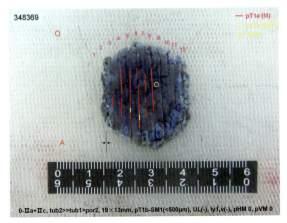

图 2-79　绘制完成后的 ESD 术切除胃体后壁黏膜标本病变谱系图

（四）病理诊断

胃体后壁 ESD 术切除标本：0-Ⅱa+Ⅱc 型中分化管状腺癌（60%），部分为高分化管状腺癌（30%）及低分化腺癌（10%），伴神经内分泌分化；分化型腺癌细胞表型分类：胃肠混合型，固有层内见多个囊性扩张的异型腺体，癌侵犯黏膜下层（SM1，浸润深度 450μm），淋巴管腔内见瘤栓，癌灶面积 1.9cm×1.3cm；癌周胃黏膜呈萎缩性胃炎中 - 重度，肠化中度改变，固有层内见多个淋巴滤泡；水平切缘及垂直切缘未见癌侵及。8# 组织黏膜固有层局部缺失，考虑与前次活检相关。

免疫组化染色：癌细胞示 CK8/18+，Syn（20%+），C-erbB-2（2+），p53（无义突变），Ki-67（90%+）；CD10 灶 +，MUC2-，MUC5AC+，MUC6+，CDX-2+；MLH1+，PMS-2+，MSH-2+，MSH-6+。Desmin 标记平滑肌细胞；CD31、D2-40 标记脉管腔内皮细胞。

0-Ⅱa+Ⅱc, tub2>tub1>por2, T1b-SM1, 19mm×13mm, pUL0, Ly0, V0, pHM0, pVM0

第三章

上消化道早癌手术切除病例

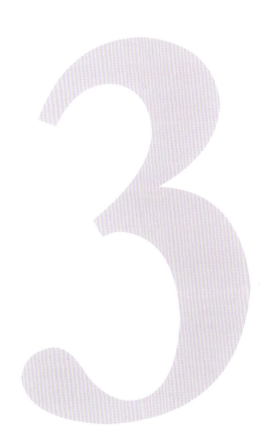

病例一

一、病史简介

患者女性，67岁，因"上腹部胀痛不适半月余"收住入院，查体无明显异常，入院前当地中医院胃镜检查示：胃窦前壁见一0.6cm×0.8cm的溃疡，胃镜诊断"胃溃疡性质待查"，取5块组织活检，行病理检查示：胃窦高级别上皮内瘤变。入院后行超声内镜示：胃窦癌（T2N1），明确诊断及排除手术禁忌后行腹腔镜下远端胃切除术。术后2个月开始化疗，方案为"卡培他滨+奥沙利铂"术后化疗，共化疗6次。术后34个月再次入院，胸腹部CT示：①双肺下叶纤维索条影；②胃术后改变，吻合口及残胃壁增厚，建议内镜检查；③肝右叶钙化灶，胆囊结石；④脾大；⑤右侧结肠旁沟内团簇状钙化结节，陈旧性病灶多考虑。复查胃镜未见明显异常，行PICC置管术，并给予洛铂+替吉奥联合化疗，化疗期间患者无药物不良反应，各项实验室检查基本正常，后出院继续随访观察。

二、内镜检查

（一）术前内镜检查

1. 胃镜检查 胃窦前壁近小弯侧可见一3.0cm×3.0cm大小盘状隆起型病变，质脆，触之易出血（图3-1A），NBI+ME观察局部腺体结构消失，周边可见延长迂曲黏膜下血管（图3-1B、C）。胃体小弯侧及后壁可见多发隆起。食管及十二指肠球部未见溃疡及赘生物生长。

2. 超声内镜检查 胃窦病变处胃壁增厚，前两层结构融合，呈低回声，局灶突破黏膜下层，固有肌层连续完整，周边未探及明确肿大淋巴结（图3-1D）。

3. 内镜诊断 胃窦癌（T2N1）。

（二）术后34个月内镜检查

食管、贲门：黏膜色泽正常，血管纹理清晰，齿状线清晰，位置正常，未见溃疡及赘生物。毕Ⅱ式胃大部切除术后，残胃黏膜光整，色泽正常，腔内有少量胆汁潴留。吻合口光滑，输入、输出袢通畅。

诊断：残胃正常。

三、病理检查（本例患者术前未行病理会诊）

（一）大体检查

远端胃带小段十二指肠，小弯长10cm，大弯长15cm，十二指肠长1.8cm，上切缘周径15cm，下切缘周径5cm，距下切缘5cm于胃窦后壁近小弯侧见一表浅凹陷区，大小2.5cm×1.7cm，凹陷周围表浅隆起，病灶周围胃窦黏膜见2个扁平隆起型肿物，直径

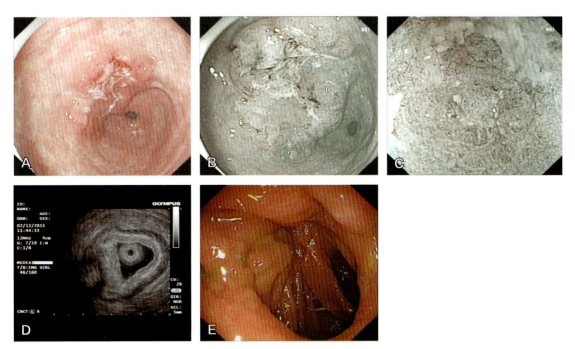

图 3-1　胃窦前壁近小弯侧黏膜病灶内镜下所见

A. 白光下观察胃窦前壁近小弯侧病灶（远景），胃窦前壁近小弯侧见一 3.0cm×3.0cm 大小的盘状隆起型病变，质脆、触之易出血；B.NBI 下观察该病灶（近景）；C. NBI+ME 观察局部腺体结构消失，周边可见延长迂曲黏膜下血管；D. 超声胃镜观察胃窦病变处胃壁增厚，前两层结构融合，呈低回声，局灶突破黏膜下层，固有肌层连续完整，周边未探及明确肿大淋巴结；E. 术后 34 个月复查内镜，吻合口黏膜光滑

0.4～0.6cm，表浅凹陷区"地毯式"取材，扁平隆起型肿物分别取材，清扫各组淋巴结详见病理诊断。

（二）镜下观察

胃窦后壁近小弯侧病灶全部取材，固有层及黏膜肌层见形成内乳头、筛状或成角异型腺体，上皮细胞胞质嗜酸，核质比增大，异型深染，大部分局限于黏膜肌层以内，局部突破黏膜肌层，淋巴管（D2-40 标记）腔内见瘤栓；癌周见两处病灶，小凹开口紊乱，上皮单层或假复层排列，核呈雪茄状、少数核出现异型（图 3-2）。

（三）病理诊断

1.（远端胃带小段十二指肠）胃窦后壁近小弯侧表浅凹陷+表浅隆起型高分化管状腺癌，部分为中分化管状腺癌，癌侵及黏膜下层（T1b-SM2，2500μm）；Lauren 分型：肠型，癌肿大小 2.5cm×1.7cm×0.3cm，淋巴管腔内见瘤栓，小静脉未见明确侵犯；癌周见 2 个肠型腺瘤（低级别上皮内瘤变）病灶（直径 0.4～0.6cm），两侧切缘未见癌侵及。

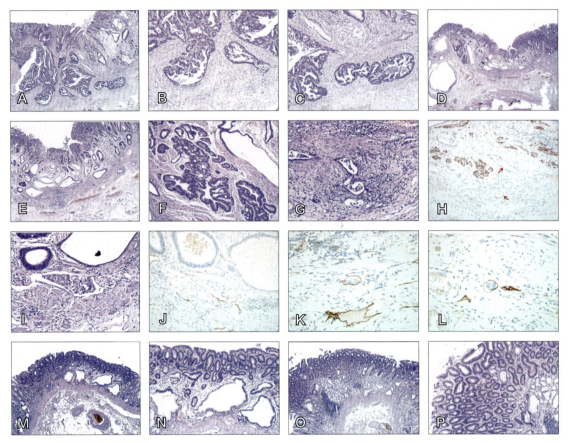

图 3-2　病变光镜下所见

A. 肿物表面增生呈乳头状，固有层及黏膜肌层见形成内乳头的异型腺体，上皮细胞胞质嗜酸，核质比增大，异型深染，腺腔内见肿瘤性坏死物（40×）；B、C.A 局部放大（100×），示异型腺体局限于黏膜肌层内；D. 另一切片低倍镜下见筛状或成角异型腺体大部分局限于黏膜肌层以内，局部突破黏膜肌层（20×）；E.D 局部放大（40×），示异型腺体局部突破黏膜肌层；F.D 左半部分筛状异型腺体局部放大（100×）；G.E 局部放大（200×），示异型腺体突破黏膜肌层；H.G 相同区域 Desmin 标记后，箭头标示异型腺体突破黏膜肌层（200×）；I、J. 脉管腔内瘤栓（200×），I.HE 染色切片，J.I 相同区域 D2-40 标记淋巴管内皮细胞后，清晰显示淋巴管腔内存在的异型细胞团；K、L.D2-40 标记淋巴管内皮细胞，示淋巴管腔内瘤栓（400×）；M、O. 癌周胃黏膜见 2 个扁平腺瘤，腺管排列较密集，核呈雪茄状、单层排列，偶见核上移（40×）；N、P. 分别为 M、O 局部放大（100×）

2. 淋巴结（0/11）未见癌转移，分别为：第 6 组淋巴结（0/1）、第 8 组淋巴结（0/0）、小弯网膜淋巴结（0/7）、大弯网膜淋巴结（0/3）。

0-Ⅱc+Ⅱa, tub1>tub2, pT1b-SM2（2500μm），INFb, 2500mm×1700mm, Ly1b, V0, pUL0, pPM0, pDM0, pN0

TNM 分期：pⅠA（T1bN0M0）

病例二

一、病史简介

患者男性，60岁，入院前3个月进食后无明显诱因出现哽噎感，无咳嗽、胸闷、气短，无反酸、恶心、呕吐、腹痛、腹泻，1个月前上述症状加重，遂于当地医院行胃镜检查示：①食管癌（进展期缩窄型）；②胃角溃疡型病变；③慢性非萎缩性胃炎；④反流性食管炎（B）。为求进一步诊断，于本市某军区医院复查胃镜，诊断为：①食管癌；②胃角溃疡，性质待定。遂取活检行病理检查示：①（食管）鳞状细胞癌；②黏膜内管状腺瘤，伴高级别上皮内瘤变。遂来我院进一步诊治。入院后行超声胃镜示：①食管中段癌T2期；②胃窦黏膜病变，考虑EGC；③慢性萎缩性胃炎（窦轻度）；④十二指肠球部溃疡（S2期）并假憩室形成。完成常规术前评估后行食管胃弓上及远端胃切除术，术后行常规化疗。

二、内镜检查

（一）内镜所见

1. **食管** 距门齿30～32cm处右侧后壁见一不规则隆起性病变，表面粗糙，占据管腔约2/3，致管腔明显狭窄，内镜尚可通过，其余黏膜色泽正常，血管纹理清晰，齿状线清晰，位置距门齿约39cm（图3-3A～D）。

2. **胃** 胃部形态如常，蠕动良好，腔内潴留液适中、清亮；胃底、胃体黏膜红白相间，以红为主；胃角形态正常，光滑，弧度存在；胃窦黏膜红白相间，以白为主，小弯侧近胃角处见约2.3cm×1.2cm范围黏膜粗糙区、中央浅凹陷，NBI下边界清晰；幽门口圆，开闭良好，未见胆汁反流（图3-3F～J）。

3. **十二指肠** 球部见白色瘢痕并假憩室形成，降部未见异常。

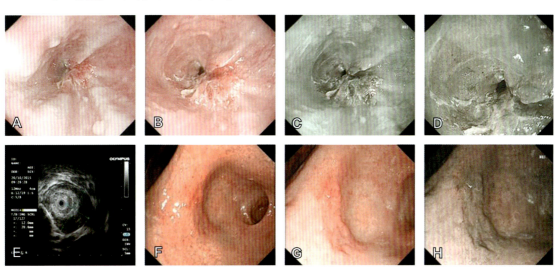

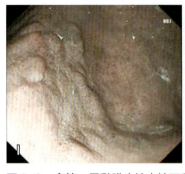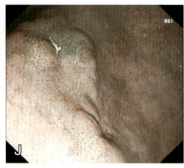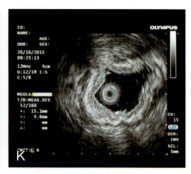

图 3-3　食管、胃黏膜病灶内镜下所见

A、B. 白光下观察食管距门齿 30～32cm 处病灶，病灶不规则隆起，表面粗糙，占据管腔约 2/3，致管腔明显狭窄；C.NBI 下观察相同部位病灶；D.NBI+ME 观察局部区域，示病变界线欠清，黏膜血管增粗、扭曲、延长；E. 超声内镜探测食管病灶采集图像，食管中段病变处管壁明显增厚，第 1～4 层呈低回声，层次结构不清，外膜层完整，壁外未见肿大淋巴结；F、G. 白光下观察胃窦前壁近小弯侧可见一黏膜粗糙区、中央浅凹陷；H.NBI 下观察相同部位病灶；I、J.NBI+ME 观察病变局部，示病灶与周围界线尚清，血管网模糊，局部血管增粗，腺管开口紊乱；K. 超声内镜探测胃窦病灶图像，病变处黏膜层增厚，呈低回声改变，黏膜下层完整

（二）超声内镜所见

食管中段病变处管壁明显增厚，第 1～4 层呈低回声，层次结构不清，外膜层完整，壁外未见肿大淋巴结（图 3-3E）；胃窦小弯侧病变处黏膜层增厚约 4.6mm，呈低回声改变，黏膜下层完整（图 3-3K）。

（三）内镜诊断

食管中段癌 T2 期

胃窦黏膜病变考虑 EGC

慢性萎缩性胃炎（窦轻度）

十二指肠球部溃疡（S2 期）并假憩室形成。

三、病理检查

（一）本院胃窦黏膜活检结果

胃窦：高 - 中分化腺癌（图 3-4）。

免疫组化染色：癌细胞示 C-erbB-2（0）。

（二）手术切除部分食管及远端胃标本病理检查

1. 手术切除部分食管及远端胃标本大体检查（未行大体摄影）

（1）食管一段，长 8cm，直径 2.5cm，剖开食管，距一侧切缘 1.5cm、另一侧切缘 3cm 处见一缩窄型肿物，大小 3.5cm×2.5cm×1.6cm，肿物切面灰白色、质中，癌侵犯食管全层。

（2）远端胃，小弯长 7cm、大弯长 14cm，上切缘周径 14cm、下切缘周径 7cm，距下切缘 1cm 于胃窦小弯侧见一黏膜粗糙区，上带缝线，大小 2cm×1.7cm，其余胃黏膜未见明显肿物，附带网膜组织一堆，大小 20cm×15cm×1.5cm。

（3）另送吻合口切缘及清扫各组淋巴结详见病理诊断。

2. 镜下描述

（1）食管：病灶处取材示食管壁全层见浸润性生长的异型细胞巢团及条索，胞质嗜酸性，核质比增大，核膜清晰、核仁明显，部分巢团中央见不全角化珠（分裂象可见、偶见病理性核分裂象，蓝圈标记，右下角为病理性核分裂象局部放大），脉管腔内见瘤栓，癌侵犯神经纤维（图 3-5）。

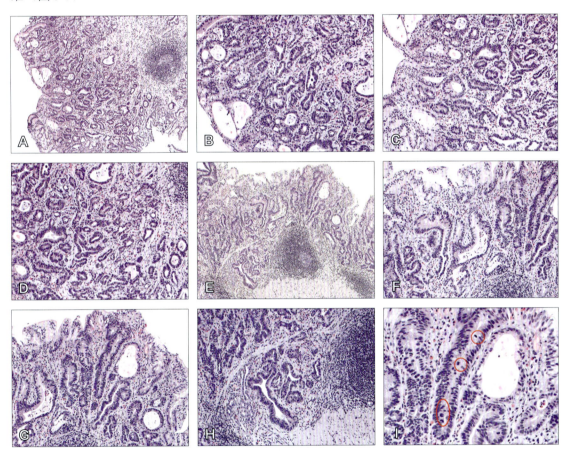

图 3-4　胃窦黏膜活检病理切片镜下所见

A、E. 示胃小凹开口紊乱，固有层内见异型腺体，并可见淋巴滤泡形成（100×）；B～D.A 局部放大（200×），示小凹开口紊乱，固有层内见成角或形态扭曲的异型腺体，上皮单层或复层排列，胞质嗜酸，核质比增大、异型深染，腺腔内见坏死物；F～H.B 局部放大（200×），示小凹开口紊乱，固有层内见成角或形态扭曲的异型腺体；上皮局部细胞复层增生，胞质嗜酸，核质比增大、异型深染，核分裂象多见并上移至顶层，H. 异型腺体紧邻黏膜肌层；I.G 局部放大（400×），示上皮细胞单层或复层排列，病理性核分裂象（红圈标记）多见并上移至顶层

（2）远端胃：胃窦部病灶全部取材，癌灶略高于正常胃黏膜，癌灶大部分局限于黏膜固有层，见成角、不规则、流产样、"迷路"样异型腺体，上皮细胞胞质嗜酸，核质比增大、异型深染，部分区域见异型腺体浸润黏膜肌层，脉管腔内未见瘤栓（图3-6，图3-7）。

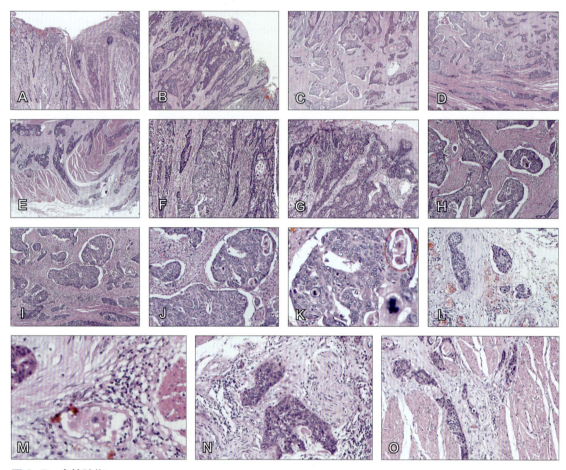

图 3-5　食管肿物

A. 示肿物中央表浅部位拍摄图片（40×），表面溃疡形成，黏膜层见浸润性生长的异型细胞巢团或条索；B. 示溃疡周围病灶鳞状上皮表层细胞尚正常（40×），中层及基底部见浸润性生长的异型细胞条索，黏膜层见浸润性生长的异型细胞巢团或条索；C. 示黏膜下层见浸润性生长的异型细胞巢团（40×），巢团周围纤维组织增生；D. 示黏膜下层与固有肌层交界处（40×），均可见到浸润性生长的异型细胞巢团或异型细胞条索；E. 示异型细胞巢团穿透固有肌层（40×），浸润至外膜；F. 为 A 局部放大（100×），示异型细胞巢浸润破坏黏膜肌层；G. 为 B 局部放大（100×），示鳞状上皮表层细胞尚正常，中层及基底部见浸润性生长的异型细胞条索，固有层内亦可见浸润性生长的异型细胞巢团；H. 为 C 局部放大（100×），示黏膜下层浸润性生长的异型细胞巢团及显著的促纤维增生反应，癌巢周围裂隙系制片所致；I. 为 D 局部放大（100×），示癌巢浸润黏膜下及固有肌层；J. 为 I 局部放大（200×），K. 为 J 局部放大（400×），细胞大小不一、排列紊乱，胞质嗜酸性，核质比增大，核膜清晰、核仁明显，局部见不全角化珠（红圈标记），核分裂象可见、偶见病理性核分裂象（蓝圈标记，右下角为病理性核分裂象局部放大）；L.（200×）、M.（400×）示脉管腔内瘤栓；N、O. 示肿瘤侵犯神经纤维（200×）

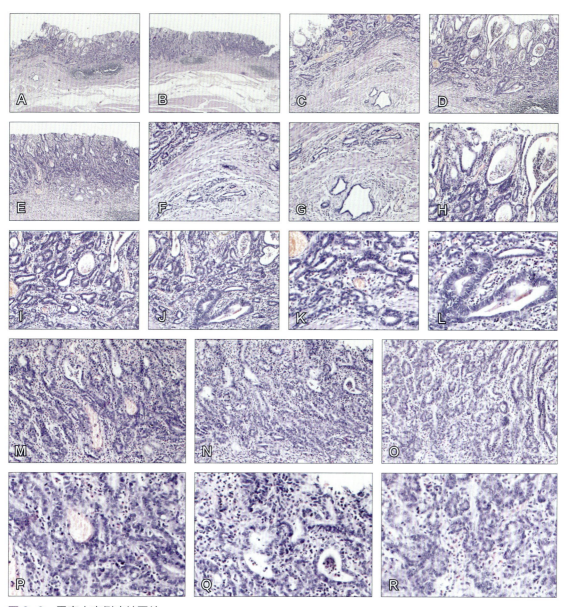

图 3-6 胃窦小弯侧病灶图片

A、B. 示癌大部分局限于黏膜固有层（40×），局部浸润黏膜肌层；C、D. 为 A 局部放大（100×），C. 黏膜表面糜烂，固有层内见成角或扭曲的异型腺体，间质血管迂曲扩张，异型腺体浸润黏膜肌层；D. 小凹开口紊乱，固有层内见成角或扭曲的异型腺体，少数腺体浸润黏膜肌层；E. 为 B 局部放大（100×），示小凹开口紊乱，固有层内见成角或扭曲的异型腺体；F、G. 为 C 局部放大（200×），示异型腺体浸润黏膜肌层；H～J. 为 D 局部放大（200×），H. 小凹开口紊乱，I、J. 固有层内见成角或流产样异型腺体，胞质嗜酸，核质比增大、异型深染；K、L. 分别为 I、J 局部放大（400×），示黏膜固有层内见成角或扭曲的异型腺体，胞质嗜酸，核质比增大、异型深染，K 图少数腺体浸润黏膜肌层；M、N、O. 为 E 局部放大（200×），示小凹开口紊乱，固有层内见成角或"迷路"样异型腺体，胞质嗜酸，核质比增大、异型深染，间质毛细血管迂曲扩张；P～R 分别为 M～O 局部放大（400×），示异型腺体成角或"迷路"样，胞质嗜酸，核质比增大、异型深染，较多淋巴细胞、少量嗜酸性粒细胞浸润其周围

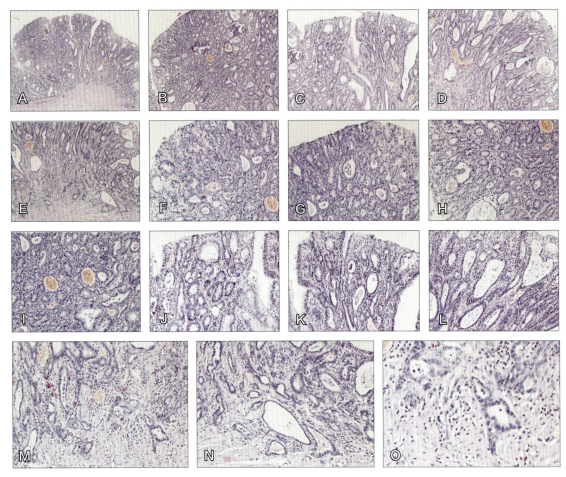

图 3-7 胃窦小弯侧病灶图片

A. 示癌大部分局限于黏膜固有层（40×），局部浸润黏膜肌层；B～E. 为 A 局部放大（100×），示黏膜表面呈分叶状，小凹开口紊乱，固有层内见异型腺体，E. 少数腺体浸润黏膜肌层；F～I. 为 B 局部放大（200×），示小凹开口紊乱，固有层内见成角、不规则异型腺体，个别腺腔内乳头形成，上皮细胞质嗜酸，核质比增大、异型深染，腺体周围较多炎症细胞浸润，少数腺体腺腔内亦可见炎性渗出物；J～L. 分别为 C，D 局部放大（200×），示小凹开口紊乱，固有层内见成角、不规则异型腺体，上皮细胞质嗜酸，核质比增大、异型深染，腺体周围较多炎症细胞浸润，少数腺体腺腔内亦可见炎性渗出物；M、N. 为 E 局部放大（200×），示异型腺体浸润黏膜肌层；O. 为 M 局部放大（400×）

3.病理诊断

（1）食管：角化型鳞状细胞癌，缩窄型，癌侵犯食管壁全层达外膜（pT3），癌肿大小3.5cm×2.5cm×1.6cm，癌累及神经，脉管腔内见瘤栓，上、下切缘及吻合口切缘未见癌侵及。

SCC, pT3, 3500mm×2500mm×1600mm, INFb, Ly1b, V1b, pPM0, pDM0, pN0

TNM 分期：pⅡB（T3N0M0）

（2）远端胃：胃窦部 0-Ⅱa 型高-中分化管状腺癌，癌侵犯黏膜肌层（pT1a-M），癌灶面积 2cm×1.7cm，脉管腔内未见瘤栓，上、下切缘及吻合口切缘未见癌侵及。

免疫组化染色：癌细胞示 CK8/18（+++），LMP-1（−），C-erbB-2（0），p53（野生型表达，40%+），Ki-67＞60%+；MLH-1（+），PMS-2（+），MSH-2（+），MSH-6（+），提示该患者胃癌组织中不存在微卫星不稳定性。

0-Ⅱa, tub1>tub2, pT1a-M, 2500mm×1700mm, INFb, pUL0, Ly0, V0, pPM0, pDM0, pN0

TNM 分期：pⅠA（T1aN0M0）

（3）淋巴结共计 23 枚，未见癌转移；分别为：4R 淋巴结（0/2）、肺门淋巴结（0/2）、左下肺淋巴结（0/2）、隆突下淋巴结（0/1）、中段食管旁淋巴结（0/7）、第 5 组淋巴结（0/1）、小弯淋巴结（0/8）。

病例三

一、病史简介

患者男性，64岁，8年前在国家早癌筛查项目中查出食管早癌并行ESD术，2年前行冠状动脉支架植入术，今年早癌筛查中再次查出食管早癌，来我院行进一步诊疗。入院前门诊胃镜发现食管距门齿30cm 6点、距门齿32cm 3点见不染区，内镜诊断为食管早癌，遂收住入院，入院后再次复查胃镜示食管多发黏膜病变、局灶癌变；超声内镜诊断：食管中段黏膜病变，食管下段ESD术后瘢痕形成，食管炎，慢性萎缩性胃炎（窦、体轻度）；因食管黏膜病灶范围广泛且由瘢痕形成，建议患者行食管切除手术。患者术前检查无明显手术禁忌证，遂行食管病损切除术及胸内食管胃弓上吻合术。

二、内镜检查

（一）内镜所见

食管距门齿30～32cm处见多处黏膜粗糙、局部糜烂，见白色苔状物附着，NBI示淡茶色。放大胃镜观察微血管迂曲，延长，IPCL呈Ⅳ型，部分Ⅴ1型，卢戈碘液染色后呈淡染，地图样改变。距门齿35cm处见白色瘢痕形成，局部食管腔略狭窄，距门齿35～36cm处卢戈碘液染色后呈淡染，部分不染。放大胃镜观察微血管迂曲，延长，IPCL呈Ⅳ型（图3-8A～K）；齿状线距门齿40cm；胃底黏膜未见异常，胃体小弯侧黏膜变薄，胃角弧度存在，表面光滑，胃窦黏膜红白相间，以白为主；幽门口圆，开闭尚可，十二指肠球部及降部未见异常。

（二）超声内镜所见

胃窦小弯侧病变处黏膜层增厚约4.6mm，呈低回声改变，黏膜下层完整；食管中段病变处管壁明显增厚，第1～4层呈低回声，层次结构不清，外膜层完整，壁外未见肿大淋巴结（图3-8N）。

（三）内镜诊断

食管多发黏膜病变
多发异型增生
局灶癌变？
食管下段ESD术后瘢痕形成
食管炎
慢性萎缩性胃炎（窦、体轻度）

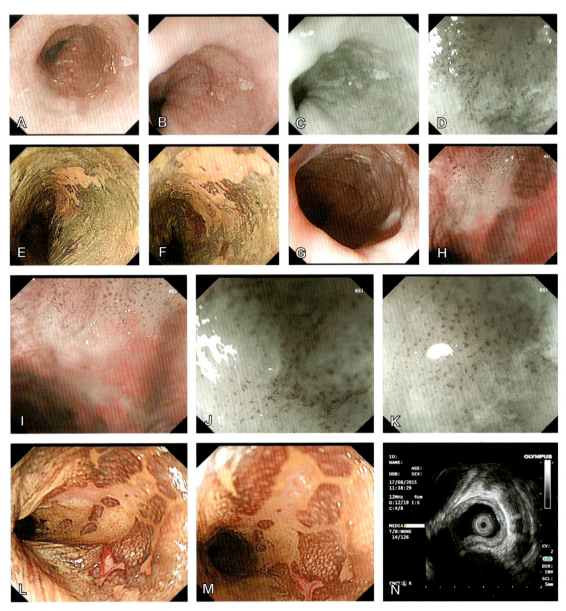

图 3-8 食管病灶内镜下所见

A、B. 白光下观察食管距门齿 30～32cm 处病灶：多处黏膜粗糙、局部糜烂，局部白色苔状物附着；C、D.NBI 下观察相同部位病灶，C. 黏膜呈淡茶色，D. 放大胃镜观察微血管迂曲、延长或蛇行，口径不一、形状不均；D～F. 卢戈碘液染色后白光观察相同部位病灶，见地图样淡染或不染区；G. 白光下观察食管距门齿 35～36cm 处病灶，距门齿 35～36cm 处见白色瘢痕形成，局部食管腔略狭窄；H～K.NBI 下观察食管黏膜相同部位病灶，J、K. 放大胃镜观察微血管迂曲、延长或蛇行，口径不一、形状不均；L、M 示卢戈碘液染色后白光观察相同部位病灶，见地图样淡染或不染区；N. 食管距门齿 30～32cm 处超声内镜所见，局部黏膜层略增厚，见线状高回声

三、病理检查

(一)内镜活检病理诊断

1. 第一次活检

食管距门齿 30、32cm:黏膜慢性炎症。

重复阅片后修正诊断:

食管距门齿 30、32cm:低级别上皮内瘤变,距门齿 30cm 局部可疑高级别上皮内瘤变(图 3-9,图 3-10)。

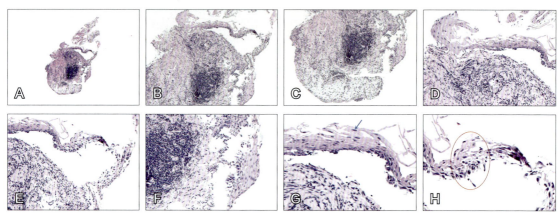

图 3-9 食管黏膜第一次活检镜下所见(距门齿 30cm)

A. 为黏膜全景(40×),示黏膜极向尚存,上皮与固有层分离,部分区域上皮脱落;B. 为 A 上部局部放大(100×),示上皮与固有层分离;C. 为 A 下部局部放大(100×),示上皮分离及脱落;D~F. 为 B 局部放大(200×),示上皮下 1/3 见异型细胞;G、H. 分别为图 D、E 局部放大(400×),示上皮下 1/3 见异型细胞,中层以上局部见异型细胞(蓝色箭头及红圈标记,上皮破碎,不易判断厚度)

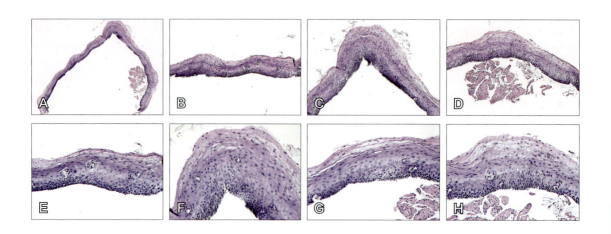

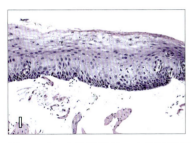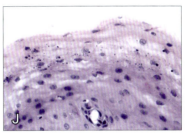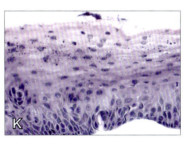

图 3-10 食管黏膜第一次活检镜下所见（距门齿 32cm）

A. 示黏膜全景（40×），示活检取材主要以鳞状上皮为主，附带少量平滑肌组织，上皮极向存在；B～D. 为图 A 局部放大（100×），示上皮下 1/2 出现"分层"现象；E～I. 为 B～D 局部放大（200×），示上皮表层异常角化，下 1/2 见异型细胞；J、K. 分别为 F 及 D 局部放大（400×），示上皮表层出现颗粒细胞，下 1/2 细胞核增大、浓染，基底细胞栅状排列

2. 第二次活检

食管距门齿 31cm：鳞状上皮低级别上皮内瘤变，局部呈高级别上皮内瘤变（图 3-11，图 3-12）。

食管距门齿 35cm：鳞状上皮高级别上皮内瘤变（图 3-13）。

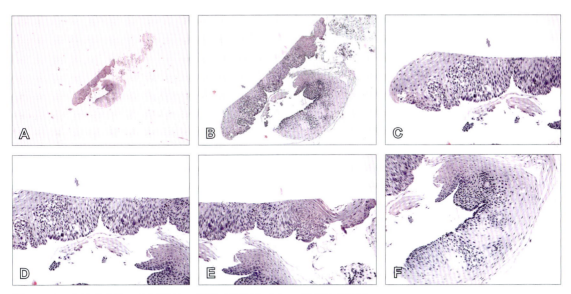

图 3-11 食管黏膜第二次活检镜下所见（距门齿 31cm 黏膜立埋后）

A. 示黏膜全景（40×），首次包埋黏膜平埋，本图展示将黏膜立埋并重新制片后采集的病理图片；B. 为 A 放大（100×），左侧黏膜已在第一次制片过程中被不同程度削去中表层，右侧黏膜尚完整；C～E 为 B 左侧黏膜局部放大（200×），示上皮下部细胞异型，极向紊乱，由于上皮表层大部分缺失，无法判断异型细胞是否超上皮 1/2；F. 为 B 右侧黏膜局部放大（200×），示黏膜局部下 1/3 见异型细胞，极向紊乱

上消化道早癌病例病理图谱

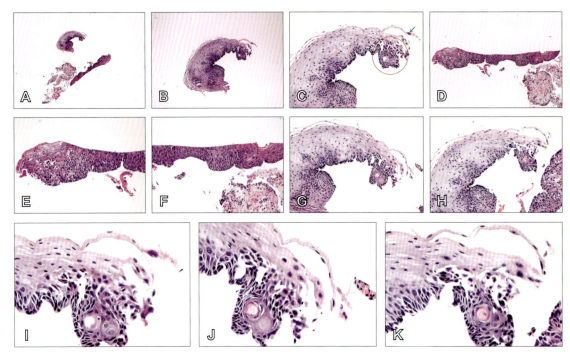

图 3-12 食管黏膜第二次活检镜下所见（距门齿 31cm 立埋深切后）

A. 示图 3-11 黏膜深切后拍摄图片（40×）；B. 为 A 局部放大（100×），示上部黏膜；C. 为 B 局部放大（200×），上皮一端底部见异常角化珠（红圈标记），表层见异型细胞（蓝色箭头指示）；D.（100×）和 E、F.（200×）为 A 下方黏膜不同程度放大，与图 3-11C～E 相同，示上皮下部细胞异型，极向紊乱，由于上皮表层大部分缺失，无法判断异型细胞是否超上皮 1/2；G、H. 为 C 相同部位不同切面拍摄图片（200×），示上皮基底部角化珠；I～K. 分别为 C、G、H. 上皮内角化珠局部放大（400×）

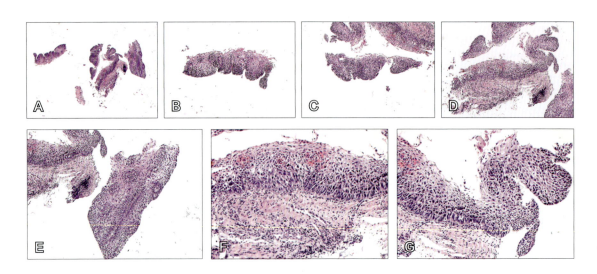

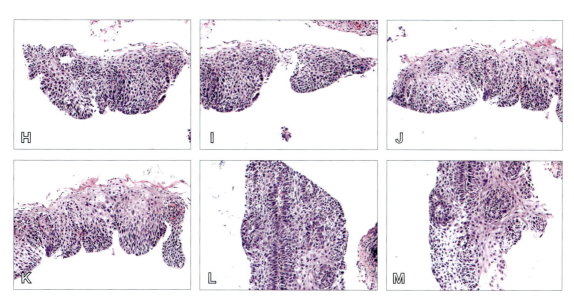

图 3-13 食管黏膜第二次活检镜下所见（距门齿 35cm 立埋后）

A. 示黏膜全景（40×），首次包埋黏膜平埋，本图展示将黏膜立埋并重新制片后采集的病理图片；4 粒组织中 3 粒包埋极向尚可，最右侧组织平埋；B、C、D. 分别展示包埋方向较好的组织（100×）；E. 示平埋组织（100×）；F～K 为图 B～D 局部放大（200×），示异型上皮表层异常角化不全，上皮 1/2 至全层见异型细胞，细胞极向紊乱，梭形或多边形，胞质嗜酸或嗜碱性，核质比增大、异型深染，少量淋巴细胞浸润其间；L、M. 为 E 局部放大（200×），黏膜平切，基底部细胞出现异型、栅状排列，基底周围亦可见异型细胞，淋巴细胞浸润其间

3. 第三次活检

胃窦：萎缩性胃炎中-重度，肠化轻度（部分腺体出现异型肠化）（图 3-14）。

（二）食管中下段及近端胃切除手术后送检标本病理检查

1. 食管中下段及近端胃切除手术切除标本的取材

切除部分食管及近端胃，食管长 19cm，上切缘周径 5cm，小弯长 8cm，大弯长 15cm，下切缘周径 15cm，距上切缘 10cm 见一直径 3cm 的不规则瘢痕收缩区；碘染色图片显示距上切缘 6cm、10cm 和 13cm 分别见最大直径 1.3cm、2.5cm 和 1cm 的淡染或不染区，比对碘染色图片，将三处区域及周围黏膜全部取材，另见食管一段，长 3cm，直径 2cm；清扫各组淋巴结详见病理诊断（图 3-15，图 3-16）。

2. 镜下所见

Ⅰ～Ⅳ区全部取材，病灶不连续分布，Ⅰ～Ⅳ区部分组织上皮 1/2 以上见异型细胞，细胞极向紊乱，部分区域细胞水肿，胞质嗜酸或嗜碱性，核质比增大，异型深染；Ⅱ～Ⅳ区局部癌侵犯黏膜固有层；Ⅳ区见癌累及黏膜下黏液腺，局部出现浸润（图 3-17～图 3-20）。

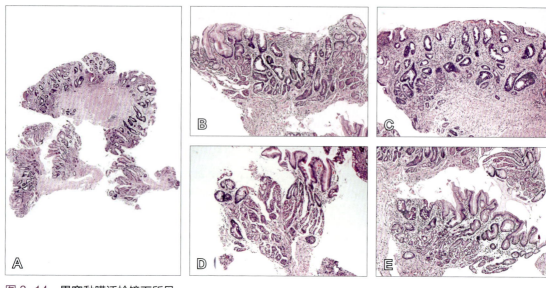

图 3-14　胃窦黏膜活检镜下所见

A. 黏膜全景；B～E. 示黏膜局部形态（100×），示黏膜表面糜烂，固有层腺体减少，部分腺体肠化，少数肠化腺体腺管形态僵硬、成角，核轻度异型，间质纤维、平滑肌组织增生，较多淋巴细胞浸润其间

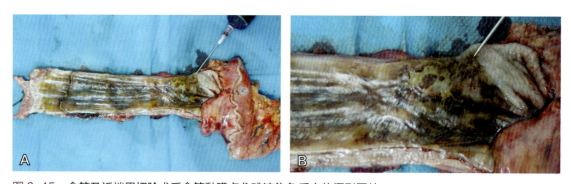

图 3-15　食管及近端胃切除术后食管黏膜卢戈碘液染色后大体摄影图片

A. 切除食管全景，见多个大小不一的不染或淡染区；B. 食管距门齿 35cm 病灶，黏膜皱襞消失、瘢痕形成，黏膜面见不规则淡染或不染区

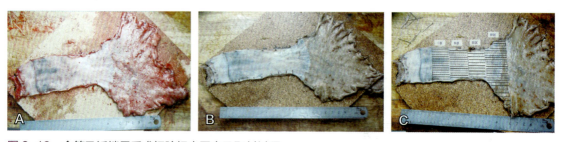

图 3-16　食管及近端胃手术切除标本固定及取材过程

A. 将手术切除标本完全展开并固有于软木板上；B. 标本固定 24h 后拍摄照片；C. 将食管可疑病变区分为四区并全部取材，黑线显示将各区间隔 3～4mm 平行切开，随后按不同分区依次全部包埋

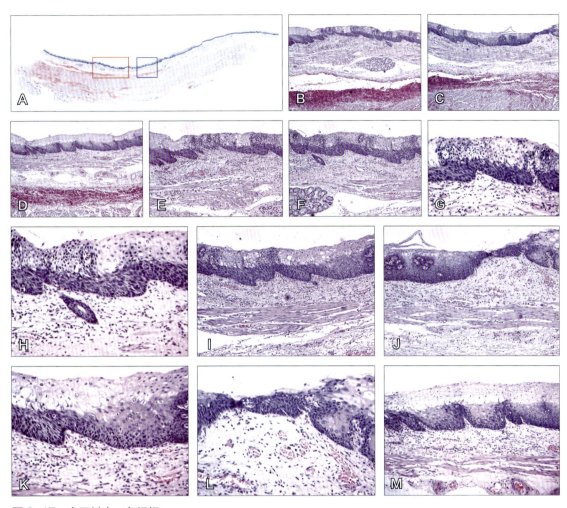

图 3-17　Ⅰ区其中一条组织

A.4 号切片其中一条组织全景图片；B、C 为图 A 红框左、右侧区域组织局部放大（40×），示不连续分布的上皮内鳞状细胞癌，D 为蓝框区域组织局部放大（40×）；E、F. 为 B 局部放大（100×）；G、H. 为 E、F 局部放大（200×），示上皮 1/2 以上至全层见异型细胞，细胞极向紊乱，部分区域细胞水肿，胞质嗜酸或嗜碱性，核质比增大，异型深染，上皮下少量淋巴细胞浸润；I、J. 为 C 局部放大（100×）；K、L 为 I、J 局部放大（200×），示上皮 1/2 以上至全层见异型细胞，细胞极向紊乱，部分区域细胞水肿，胞质嗜酸或嗜碱性，核质比增大，异型深染，上皮下少量淋巴细胞浸润；M. 为 D 局部放大（100×），示上皮内出现分层现象，表层细胞水肿，上皮下 1/2 见异型细胞，胞质双嗜性，核质比增大、异型深染，上皮下少量淋巴细胞浸润

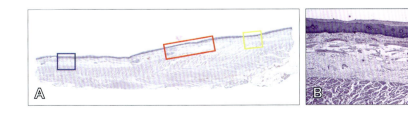

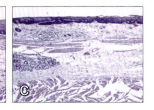

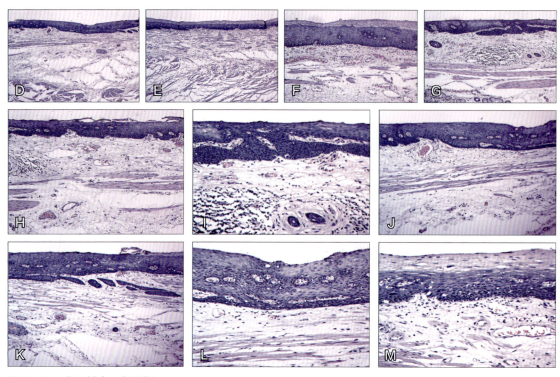

图 3-18 Ⅱ 区其中一条组织

A.11 号切片其中一条组织全景图片；B、E. 为分别为蓝、黄框区域组织局部放大（40×），C、D. 分别为红框左、右侧区域组织局部放大（40×），B. 低级别上皮内瘤变病灶；C～D. 以上皮内鳞状细胞癌为主，C、D 局部出现早期浸润；F. 为 B 局部放大（100×），示上皮内出现"分层"现象，上皮下 1/2 见异型细胞，异型细胞排列较密集，轻度异型，上皮下少量淋巴细胞浸润；G、H. 为 C 局部放大（100×）；I. 为 G 进一步放大（200×），示上皮全层细胞异型明显，胞质嗜碱性，核质比增大、异型深染，下延异型细胞组成的皮脚考虑为异型细胞累及导管，固有层内较多淋巴细胞浸润，淋巴滤泡形成；J、K. 为 D 局部放大（100×），K 示异型上皮累及导管；L. 为 J、K 局部进一步放大（200×），示上皮下 1/3 细胞异型明显，胞质嗜碱性，核质比增大、异型深染，皮脚下延、融合，提示存在推挤型浸润；M. 为 E 局部放大（200×），示上皮下 1/2 细胞呈梭形，胞质嗜碱性，核质比增大、异型深染，基底细胞排列紊乱，中表层散见异型细胞

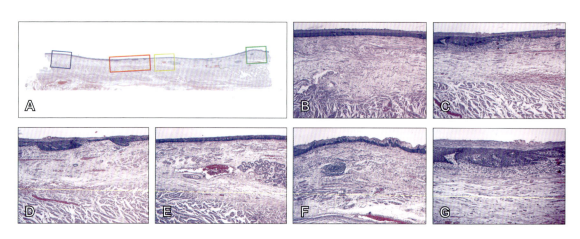

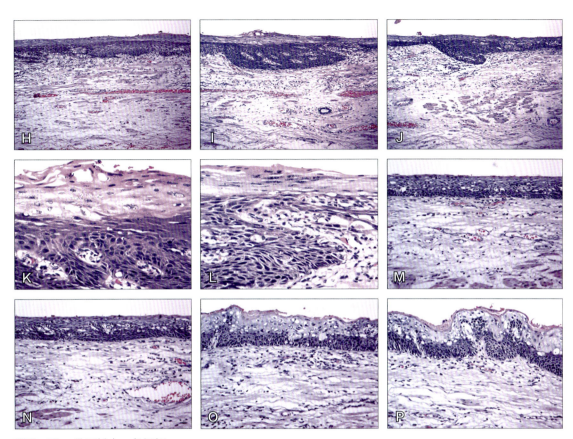

图 3-19　Ⅲ区其中一条组织

A.16 号切片其中一条组织全景图片；B、E、F. 分别为蓝、黄、绿框区域组织局部放大（40×），C、D. 分别为红框左、右侧区域组织局部放大（40×），B. 低级别上皮内瘤变病灶；C、D 出现早期浸润，E、F. 以上皮内鳞状细胞癌病灶为主；B 示上皮内出现"分层"现象，上皮下 1/2 见轻度异型细胞；G、H 为 C 局部放大（100×）；示上皮下 1/3～1/2 细胞异型显著，细胞梭形，胞质双嗜性或嗜碱性，核质比增大、异型深染，皮脚下延、融合，提示出现早期浸润，固有层内较多淋巴细胞浸润；I、J 为 D 局部放大（100×），示上皮下 1/3～1/2 细胞异型显著，细胞梭形，胞质双嗜性或嗜碱性，核质比增大、异型深染，皮脚下延、融合，上皮下较多淋巴细胞浸润，J 示异型上皮累及导管开口处；K、L. 为 I 局部放大（400×），示异常角化，上皮表层出现颗粒细胞及异常角化不全细胞；M、N. 为 E 局部放大（200×），示上皮全层被异型细胞取代，细胞排列紊乱，呈梭形，胞质双嗜性或嗜碱性，核质比增大、异型深染，基底部细胞异型且极向紊乱；O、P. 为 F 局部进一步放大（200×），示上皮表层角化过度伴角化不全，全层被异型细胞取代，细胞排列紊乱，呈多边形或梭形，胞质双嗜性或嗜碱性，核质比增大、异型深染

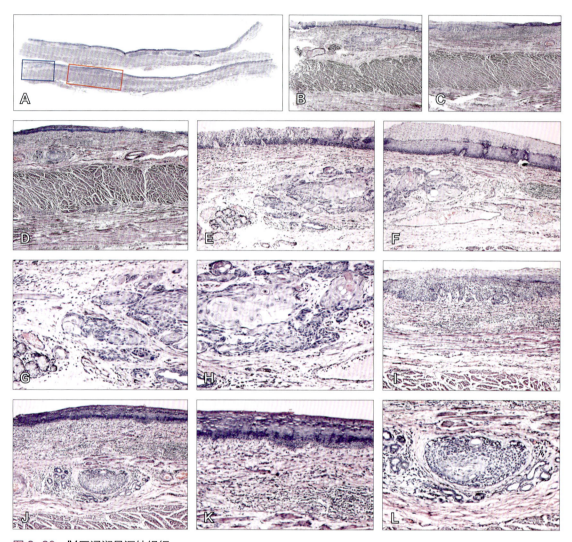

图 3-20 Ⅳ区浸润最深处组织

A.23 号切片全景图片；B. 为蓝框区域组织局部放大（40×）；C、D. 分别为红框左、右侧区域组织局部放大（40×），B. 鳞癌浸润至黏膜下层；C. 出现早期浸润病灶，D. 鳞状细胞癌累及导管及黏液腺体；E、F. 为 B 局部放大（100×），E. 上皮全层见异型细胞，细胞梭形或多边形，排列紊乱，胞质嗜酸或嗜碱性，核质比增大、异型深染；E 及 F 固有层深部及黏膜下见多个浸润性生长的异型细胞巢团，细胞大小不一，胞质嗜酸或嗜碱性，核质比增大、异型深染，见角化珠形成；G、H. 为浸润性异型细胞巢局部放大（200×），示异型细胞巢突破黏膜肌，浸润至黏膜下层；I. 为图 C 局部放大（100×），示上皮 2/3 以上见异型细胞，细胞梭形或多边形，排列紊乱，胞质嗜酸或嗜碱性，核质比增大、异型深染，皮脚不规则下延，局部形成早期浸润灶，固有层内淋巴细胞条带样浸润；J. 为 D 局部放大（100×），示上皮高级别上皮内瘤变，黏膜下层见癌累及导管；固有层及浅肌层淋巴细胞条带样浸润；K. 为 J 异型上皮局部放大（200×），示上皮表层角化不全，1/2～2/3 见异型细胞，胞质嗜碱性，核质比增大、异型深染，基底部细胞增生、排列紊乱，局部形成小凸起，高度怀疑早期浸润；L. 为 J 累及导管癌巢局部放大（200×），示巢团边界规整、光滑，细胞大小不一，胞质嗜酸或嗜碱性，核质比增大、异型深染，基底细胞排列尚规整，细胞中上部似形成管腔，考虑癌累及导管

3. 病变谱系图（图 3-21）

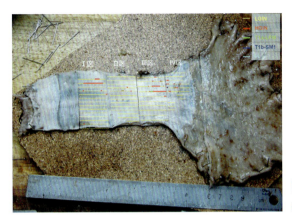

图 3-21 绘制完成后的食管及近端胃手术切除标本病变谱系图

4. 病理诊断切除部分食管及近端胃

（1）食管距上切缘 6cm、10cm 和 13cm 的淡染或不染区均可见原位鳞状细胞癌，距上切缘 10cm 和 13cm 不染区局部见早期浸润鳞状细胞癌（T1a-LPM），距上切缘 13cm 局部见癌巢浸润至黏膜下层（＜200μm，T1b-SM1），脉管腔内未见瘤栓，癌灶不连续分布，总面积 10.5cm×2cm；上、下切缘及另送食管未见癌侵及。

（2）胃黏膜呈萎缩性胃炎中 - 重度，肠化轻 - 中度改变。

（3）淋巴结（0/40）未见癌转移；分别为：上段食管旁淋巴结（0/1）、中段食管旁淋巴结（0/12）、隆突下淋巴结（0/11）、4R 淋巴结（0/1）、第 5 组淋巴结（0/0）、另送淋巴结（0/2）、贲门小弯淋巴结（0/13）。

SCC, pT1b-SM1（＜100μm），105mm×20mm，INFb, pUL0, Ly0, V0, pPM0, pDM0, pN0

TNM 分期：pⅠA（T1bN0M0）

病例四

一、病史简介

患者女性，69岁，入院前2个月无明显诱因出现上腹部及腰背部胀痛，无发热、恶心、呕吐、呕血、黑便，患者未予以重视及进一步诊治，随后在体检时发现胆囊结石，遂就诊于当地医院，并于入院前1个月行腹腔镜下胆囊切除术，术后恢复良好，仍有上腹不适感。遂行胃镜检查提示：①慢性萎缩性胃炎；②胃窦病变，性质待病理。病理检查结果（胃角）低分化腺癌，Lauren分型：弥漫型。为求进一步诊治来我院，门诊以"胃恶性肿瘤"收住。患者病程中神清、精神可，饮食睡眠尚可，大小便正常，体重无明显增减（患者入院后未重复进行内镜检查及病理会诊）。

二、内镜检查

患者未在本院行内镜检查。

三、病理检查（本例患者术前未行病理会诊）

（一）手术标本大体所见

远端胃，小弯长7cm，大弯长18cm，上切缘周径16cm，下切缘周径4cm，距下切缘3cm于胃窦小弯侧见一缝线标记的黏膜粗糙区，面积3.5cm×2cm，将粗糙区"开窗"取材，附带网膜一堆，大小20cm×18cm×1cm。清扫各组淋巴结详见病理诊断。

（二）镜下所见

胃窦小弯侧病灶全部取材，示黏膜表面糜烂，小凹大部分消失，中底部残存正常或异型成角腺体，异型腺体上皮细胞胞质嗜酸或充满黏液，核质比增大，异型深染；部分区域肿瘤细胞巢团状、条索样排列或弥漫分布，胞质充满黏液，核质比增大、异型深染，核被推挤至细胞一侧，状似印戒，CK8/18标记显示异型细胞局限于固有层（图3-22～图3-25）。

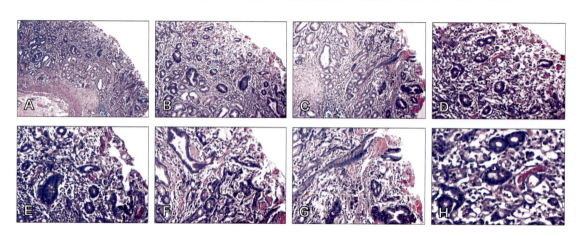

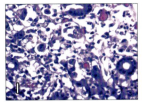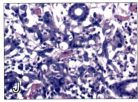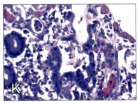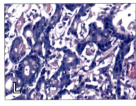

图 3-22 黏膜固有层内分布的中低分化腺癌及印戒细胞癌

A. 示黏膜表面糜烂（40×），小凹大部分消失，中底部残存正常或异常腺体；B、C. 示 A 局部放大（100×），示黏膜表面糜烂，胃小凹大部分消失，中上层残存腺体间距增宽，局部出现成角腺体；D～G. 分别为 B、C 局部放大（200×），示黏膜表面糜烂，小凹大部分消失，肿瘤细胞巢团状、条索样排列或弥漫分布，胞质充满黏液，核质比增大、异型深染，核被推挤至细胞一侧，状似印戒，局部见成角异型腺体，胞质嗜酸或充满黏液，核质比增大、异型深染，异型细胞及异型腺体间血管增生、扩张充血；H～L 分别为 D～G 局部放大（400×）

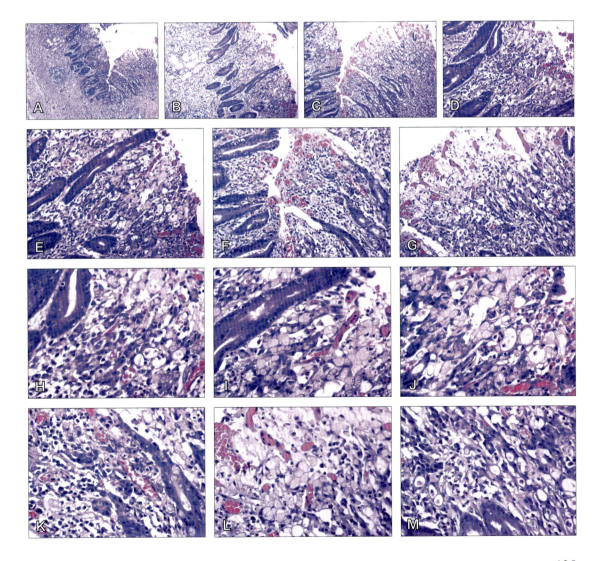

图 3-23 黏膜固有层内分布的中低分化腺癌及印戒细胞癌
A. 示黏膜表面糜烂（40×），小凹大部分消失，中底部残存正常或异常腺体，亦可见淋巴滤泡形成；B、C. 示 A 局部放大（100×），示黏膜表面糜烂，胃小凹大部分消失，中上层残存腺体间距增宽；D～G. 分别为 B、C 局部放大（200×），示黏膜表面糜烂，小凹大部分消失，肿瘤细胞巢团状、条索样排列或弥漫分布，胞质充满黏液，核质比增大、异型深染，核被推挤至细胞一侧，状似印戒，局部见筛状异型腺体，胞质嗜酸或充满黏液，核质比增大、异型深染，异型细胞及异型腺体间血管增生、扩张充血；H～M. 分别为 D～G 局部放大（400×）

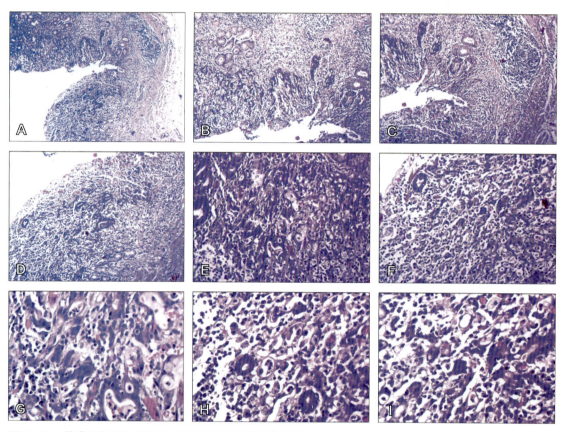

图 3-24 黏膜固有层内分布的中低分化腺癌及印戒细胞癌
A. 示黏膜表面糜烂（40×），固有层内见筛状异型腺体及弥漫分布的异型细胞，底部残存少量正常或异常腺体，黏膜下层见淋巴滤泡形成；B～D. 为 A 局部放大（100×），示黏膜表面糜烂，固有层内见筛状异型腺体或弥漫分布的异型细胞，E、F. 分别为 B～D 局部放大（200×），示黏膜表面糜烂，固有层内见筛状异型腺体或弥漫分布的异型细胞，异型腺体上皮细胞胞质嗜酸或充满黏液，核质比增大，异型深染，弥漫分布细胞胞质内充满黏液，核质比增大、异型深染，核偏向细胞一侧；G～I. 分别为 E、F 局部放大（400×）

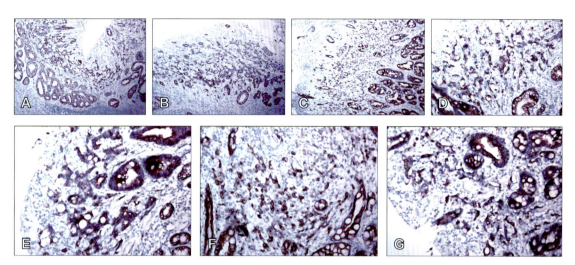

图 3-25 CK8/18 标记异型细胞显示癌细胞局限于黏膜固有层

A～C. 示固有层中表层或全层见异型细胞条索样、筛状排列或单个散在分布（100×）；D～G. 示异型细胞条索样、筛状排列或单个散在分布（200×）

（三）病理诊断

远端胃手术切除标本：

1. 胃窦小弯侧浅表隆起型低分化腺癌、部分为印戒细胞癌，少数区域为中分化管状腺癌（低分化癌占 50%，印戒细胞癌占 30%，中分化管状腺癌占 20%，Lauren 分型：弥漫型为主），癌局限于黏膜固有层，表面糜烂，脉管、神经未见侵犯，癌灶面积 3.5cm×2cm；上、下切缘未见癌侵及。

2. 淋巴结（0/26）未见癌转移；分别为：小弯网膜淋巴结（0/10）、大弯网膜淋巴结（0/3）、第 1 组淋巴结（0/2）、第 3 组淋巴结（0/2）、第 8 组淋巴结（0/4）、8P 淋巴结（0/4）、第 12 组淋巴结（0/1）。

3. 小弯网膜中见发生梗死的脂肪垂，未见癌侵及。

免疫组化染色：癌细胞示 CK18（++），C-erbB-2（0），p53（错义突变，70%+），Ki-67 > 90%+。

0-Ⅱa, por2>sig>tub2, 35mm×20mm, pT1a-M, INFc, pUL0, Ly0, V0, pPM0, pDM0, pN0

TNM 分期：pⅠA（T1aN0M0）

病例五

一、病史简介

患者女性，75 岁，因"上腹部胀痛伴乏力 3 个月"收住入院。

患者于入院前 3 个月余无明显诱因出现上腹部胀痛不适，进食后疼痛加重，伴恶心、打嗝，无呕血、黑便，无呕吐、反酸、胃灼热、腹泻、便秘，无发热、寒战等症状，入院前 20 天在当地县中医院行腹部彩超检查示：胆囊炎并胆囊结石，口服药物（具体种类及数量不详）治疗后病情无明显好转，入院前 1 周在当地县中医院行胃镜检查示：糜烂性胃炎（建议病检），为求进一步诊治遂来我院，门诊以"糜烂性胃炎"收住入院。患者自患病以来，神清、精神欠佳，睡眠可，饮食欠佳，二便如常，近 3 个月体重减轻 3kg。

二、内镜检查

（一）内镜所见

食管、贲门黏膜色泽正常，血管纹理清晰，齿状线清晰，位置正常。胃：各部形态如常，蠕动良好，腔内潴留液适中、清亮；胃底、胃体黏膜红白相间，以红为主；胃角形态正常，光滑，弧度存在；胃窦黏膜红白相间，以白为主；大弯侧见约 1.8cm×2.0cm 大小溃疡性病变，底部粗糙不平，局部覆少量白苔，NBI 下病变边界清晰，放大观察病变处腺体结构完整、局部消失，微血管增粗、扭曲；幽门口圆，开闭良好未见胆汁反流（图 3-26A～F）。十二指肠：球部及降部未见异常。

（二）超声内镜所见

胃窦大弯侧溃疡性病变处第 1～2 层明显增厚、呈低回声，黏膜下层及其余各层结构完整，病变处壁外未见肿大淋巴结（图 3-26G）。

（三）内镜诊断

胃窦癌（溃疡型）T1 期

慢性萎缩性胃炎（窦轻度）

三、病理检查

（一）病理活检检查

（胃窦）中 - 低分化腺癌（图 3-27）。

免疫组化染色：癌细胞示 C-erbB-2（0）。

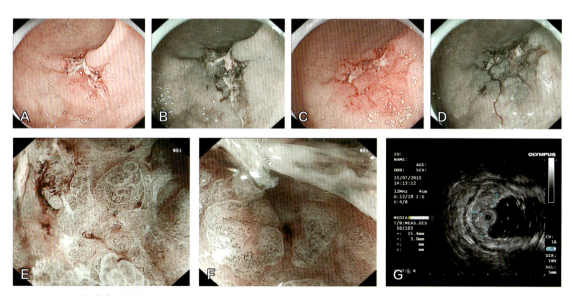

图 3-26 胃黏膜病灶内镜下所见

A、C. 白光下观察胃窦大弯处病灶,溃疡底部粗糙不平,局部覆少量白苔;B、D.NBI 下以相同角度观察同一病灶,示病灶边界清晰;E、F.NBI+ME 观察病变局部,示腺体结构完整、局部消失,微血管增粗、扭曲;G. 超声内镜探测胃窦大弯病灶图像,病变处第 1～2 层明显增厚、呈低回声,黏膜下层及其余各层结构完整,病变处壁外未见肿大淋巴结

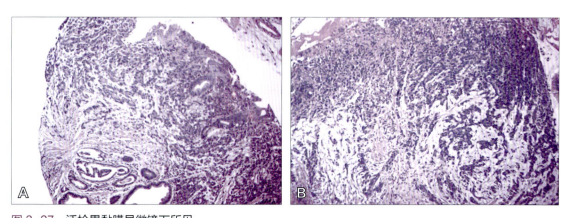

图 3-27 活检胃黏膜显微镜下所见

A、B 示黏膜表面糜烂(100×),固有层内见筛状异型腺体或异型细胞条索,细胞质嗜酸,核质比增大、异型深染,间质见少量黏液成分

(二)手术切除标本病理检查

1. 大体检查 远端胃,小弯长 7cm、大弯长 13cm,上切缘周径 14cm、下切缘周径 8cm,距上切缘 6cm、下切缘 4cm 于胃窦近大弯侧见表浅隆起型肿物,大小 3cm×2.5cm×0.3cm,肿物中央见直径 1cm 的不规则表浅溃疡。附带网膜一堆,大小 20cm×18cm×1.5cm。另送两切缘及清扫各组淋巴结详见病理诊断。

2. 镜下所见 胃窦近大弯侧病灶全部取材，黏膜固有层及黏膜肌层见条索样排列或弥漫分布的异型细胞，少数区域间成角异型腺体，细胞胞质嗜酸，核质比增大，异型深染，部分细胞质充满黏液，核质比增大，异型深染，核被推挤至细胞一侧，少数区域见不同分化癌组织浸润至黏膜下层，脉管腔内见瘤栓（图 3-28～图 3-33）。

3. 病理诊断 远端胃切除标本。

（1）胃窦近大弯侧表浅隆起+表浅凹陷型低分化腺癌，部分为印戒细胞癌及高-中分化管状腺癌（低分化癌及印戒细胞癌占 70%，高中分化占 30%；Lauren 分型：弥漫型为主），

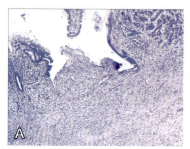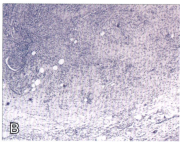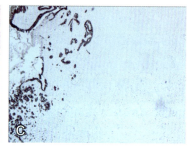

图 3-28 癌灶中央出现的表浅溃疡

A. 示黏膜固有层缺失（40×），代之以炎性肉芽组织，图左、右侧固有层缺失处周围黏膜固有层内见异型细胞条索或异型腺体；B. 为 A 肉芽组织下方出现的瘢痕组织（40×）；C. 为 CK8/18 标记的溃疡及周围黏膜组织（40×），示炎性肉芽组织中见单个异型细胞或异型细胞条索、异型腺体，溃疡周围黏膜固有层内见条索或异型腺样结构或可见单个散在细胞

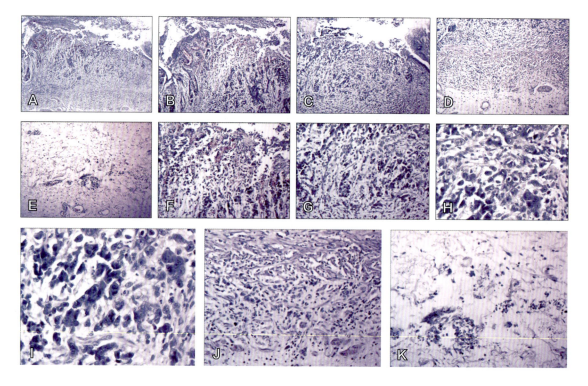

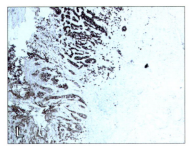 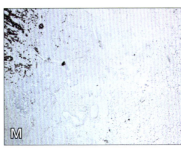 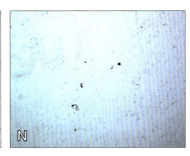

图 3-29 溃疡周围低分化癌病灶，癌灶表面糜烂，癌浸润至黏膜下层

A. 示黏膜表面糜烂（40×），固有层内见异型细胞条索样排列或弥漫分布；B～E. 为 A 放大（100×），B、C. 黏膜表面糜烂，固有层内见异型细胞弥漫分布或呈条索样排列；D. 异型细胞穿透黏膜肌层、浸润至黏膜下层，E. 黏膜下层见少量异型细胞；F、G. 分别为 B、C 局部放大（200×），示黏膜表面糜烂，固有层内见异型细胞弥漫分布或呈条索样排列，细胞胞质嗜酸，核质比增大，异型深染，细胞周围纤维组织增生，较多炎症细胞浸润；H、I. 为 F、G 局部放大（400×）；J. 为 D 局部放大（200×），示异型细胞穿透黏膜肌层，浸润至黏膜下层；K. 为 E 局部放大（200×），示黏膜下层异型细胞散在浸润，L. 为 CK8/18 标记组织（40×），固有层内见异型细胞条索或异型腺体，异型细胞穿透黏膜肌层浸润至黏膜下层；M、N. 示异型细胞浸润黏膜下层（100×）

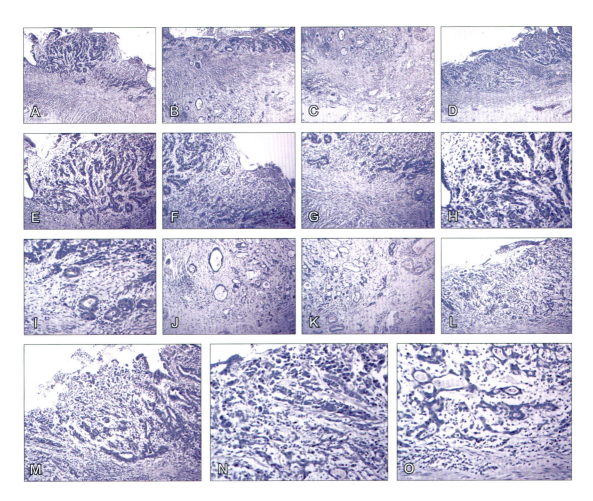

图 3-30　癌组织浸润最深处

A、D. 示浸润最深处周围癌灶（40×）；B、C. 示癌组织浸润最深处（40×），B. 黏膜固有层、黏膜肌层、黏膜下层均可见异型腺体；C. 癌组织穿透黏膜肌层，浸润至黏膜下；A. 中、低分化腺癌局限于黏膜固有层内，局部浸润黏膜肌层。E～G. 为 A 局部放大（100×），示黏膜表面糜烂，固有层内见条索样排列或弥漫分布的异型细胞，部分区域出现腺样结构，胞质嗜酸或充满黏液，核质比增大、异型深染，核分裂象及凋亡小体易见；H、I 分别为 E～G 放大（200×）；B、C. 不同分化程度腺癌组织穿透黏膜肌、浸润黏膜下层；J、K 为 C 局部放大（100×），示黏膜肌层及黏膜下层内见成角、流产样腺管及少量条索样排列的异型细胞；D. 中低分化腺癌局限于黏膜固有层内，局部浸润黏膜肌层。L、M. 为 D 局部放大（100×），示黏膜表面糜烂，固有层内见条索样排列或弥漫分布的异型细胞，部分区域出现腺样结构，胞质嗜酸或充满黏液，核质比增大、异型深染，核分裂象易见；N、O. 分别为 L、M 局部放大（200×）

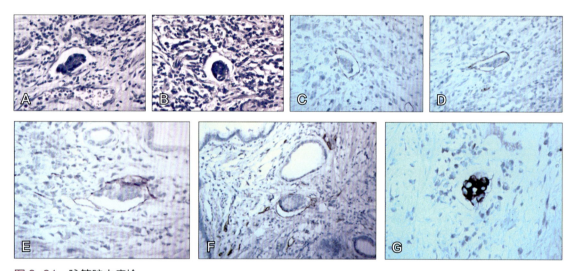

图 3-31　脉管腔内瘤栓

A、B. 示 HE 染色切片中见脉管腔内瘤栓（400×）；C～F. 示 D2-40 标记淋巴管内皮细胞（400×），示淋巴管腔内见瘤栓；G. 示 CKpan 标记相同部位脉管腔内异型上皮巢团（400×）

癌肿大小 3cm×2.5cm×0.3cm，中央溃疡形成，癌浸润黏膜下层 [（SM2（2500μm）]，淋巴腔内见瘤栓，小静脉及神经未见癌侵犯；上、下切缘未见癌侵及。

（2）淋巴结（0/13）未见癌转移，分别为：第 7 组淋巴结（0/4）、第 8 组淋巴结（0/1）、第 9 组淋巴结（0/2）、第 11 组淋巴结（0/3）、小弯网膜淋巴结（0/3）。

（3）免疫组化染色：癌细胞示 CK8/18（+++），Syn＜10%+，p53（错义突变，90%+），Ki-67＞90%+。

SCC, pT1b-SM1, 105mm×20mm, INFb, pUL0, Ly0, V0, pPM0, pDM0, pN0

TNM 分期：pⅠA（T1bN0M0）。

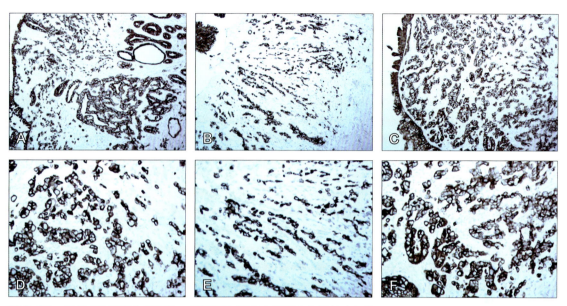

图3-32 CK8/18标记上皮细胞，显示固有层内出现形态各异的癌细胞

A～C示癌细胞条索样或散在排列（100×），部分区域形成复杂腺样结构；D～F分别为A～C局部放大（200×）

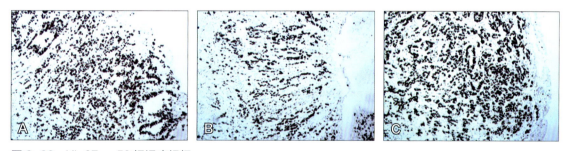

图3-33 Ki-67、p53标记癌组织

A、B.Ki-67（MBI-1）标记癌组织增殖指数（100×），大于90%癌细胞核阳性表达,提示癌细胞增生活跃；C.p53标记癌组织（100×），大于90%癌细胞核强阳性表达，提示 *p*53 基因存在错义突变

病例六

一、病史简介

患者男性，61岁，因间断性上腹部疼痛3月余，加重伴呕吐1月余来我院就诊，患者入院前3个月无明显诱因出现上腹部疼痛，伴反酸，无腹胀、腹泻，无恶心呕吐，无头痛头晕，无心慌气短，无呼吸困难，活动后腹痛症状加重，患者遂就诊于当地县医院，药物治疗后症状未缓解，之后上述症状间断出现，入院前1个月上腹痛加重，伴反酸呕吐，有黑便，遂就诊于当地市医院，行胃镜检查示：①胃癌（Borrmann Ⅲ型）；②慢性萎缩性胃炎。该院病理活检结果：高分化腺癌。遂来我院就诊，门诊以"胃恶性肿瘤"收住，发病以来体重减轻5kg。

二、内镜检查

（一）内镜所见

1. **食管、贲门**　黏膜色泽正常，血管纹理清晰，齿状线清晰，位置正常，未见溃疡及赘生物。
2. **胃**　腔内潴留液适中、清亮；胃底、胃体黏膜红白相间，以红为主；胃角、胃窦（部分）见巨大溃疡浸润性病变，底部粗糙不平，覆不规则白苔，周边黏膜隆起，有黏膜聚集征，病变主要位于胃角、胃窦小弯侧、前壁；幽门口圆，开闭良好，未胆汁反流（图3-34A～C）。
3. **十二指肠**　球部及降部未见异常。

（二）内镜诊断（图3-34）

胃癌（胃角、胃窦 Borrmann Ⅲ型）。

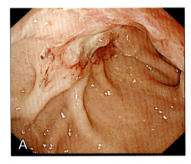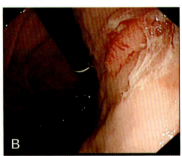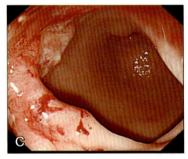

图3-34　示胃角、胃窦病灶内镜下所见

A～C.白光下从不同角度观察胃角、胃窦溃疡浸润性病灶。胃角、胃窦小弯侧及前壁见一溃疡浸润性病变，底部粗糙不平，覆不规则白苔，周边黏膜隆起，有黏膜聚集征

三、病理检查

(一)外院切片会诊结果

会诊意见:

(胃黏膜)中分化腺癌(图3-35)。

(二)入院后胃镜活检病理结果

病理诊断:

(胃窦、胃角)中-低分化腺癌,部分为印戒细胞癌(图3-36)。

(三)胃切除手术后病理检查

1. 大体检查 远端胃切除标本,小弯长7cm、大弯长13cm,上切缘周径12cm、下切缘周径6cm,距上切缘2.5cm于胃角小弯侧见一溃疡性病灶,大小3.5cm×2.5cm×0.3cm,溃疡边缘切迹不规则,周围胃黏膜隆起,附带网膜组织一堆,大小13cm×7cm×6cm,找见淋

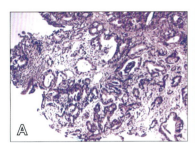 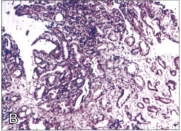 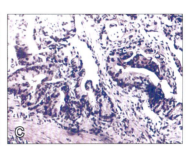

图3-35 原单位活检切片镜下所见

A、B.(100×),C.(200×)示原单位病理切片采集图像:黏膜固有层内见异型或形成内乳头的腺体,上皮细胞单层或复层排列,极向紊乱,胞质嗜酸性,核质比增大、异型深染

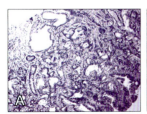 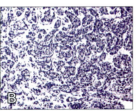 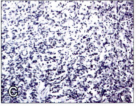 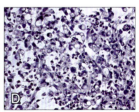

图3-36 入院后胃镜活检镜下所见

A. 黏膜表面增生呈乳头状(100×),上皮增生呈复层并形成不规则凸起,固有层内见不规则或筛状异型腺体,异型腺体上皮细胞极向紊乱,胞质嗜酸,核质比增大、异型深染;B. 示黏膜固有层内见条索样或实团状排列的异型细胞(100×),胞质嗜酸或充满黏液,核质比增大、异型深染,部分细胞核被推挤至细胞一侧,状似印戒;C. 示异型细胞弥漫或条索样排列(100×),胞质充满黏液或嗜酸性,核质比增大、异型深染;D. 示细胞条索样排列或单个排列(200×),胞质充满黏液或嗜酸性,核质比增大、异型深染,部分细胞核被推挤至一侧,状似印戒

巴结及清扫各组淋巴结详见病理诊断。

2. 显微镜下所见 胃角小弯侧溃疡性病灶全部取材，溃疡中央黏膜固有层及黏膜肌层消失，代之以坏死、炎性渗出物，其下方为炎性肉芽组织，肉芽组织下方纤维组织增生明显；溃疡边缘黏膜固有层至黏膜下层见条索样、巢团状排列或散在分布异型细胞，胞质嗜酸或充满黏液，核质比增大、异型深染，部分细胞核被推挤至细胞一侧，状似"印戒"，少数区域间成角、相互连接的异型腺体，胞质嗜酸，核质比增大、异型深染，脉管腔内见瘤栓，淋巴结内见癌转移（图3-37～图3-48）。

3. 病理诊断 远端胃切除标本。

（1）胃角小弯侧：胃溃疡癌变为中-低分化腺癌，部分为印戒细胞癌（低分化腺癌及印戒细胞癌成分占90%，中分化腺癌成分占10%；Lauren分型：弥漫型），癌侵及黏膜下层深部，淋巴管内易见瘤栓，小静脉、神经受累，大小3.5cm×2.5cm×0.4cm；上、下侧切缘未见癌侵及。

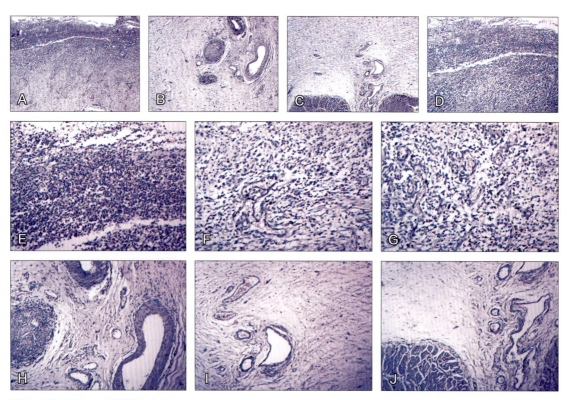

图3-37 其中一条组织溃疡中央

A. 黏膜固有层及黏膜肌层消失（40×），代之以坏死、炎性渗出物，其下方为炎性肉芽组织，肉芽组织下方纤维组织增生明显；B. 黏膜下层纤维组织增生（40×）；C. 黏膜下层与固有肌层交界处（40×）；D. 为A局部放大（100×），示坏死、炎性渗出物及其下方炎性肉芽组织；E～G. 为D局部放大（200×）；E. 坏死、炎性渗出物，F、G. 炎性肉芽组织；H. 为B局部放大（100×）；I、J. 分别为C局部放大（100×），示溃疡中央部位黏膜下层未见到异型细胞

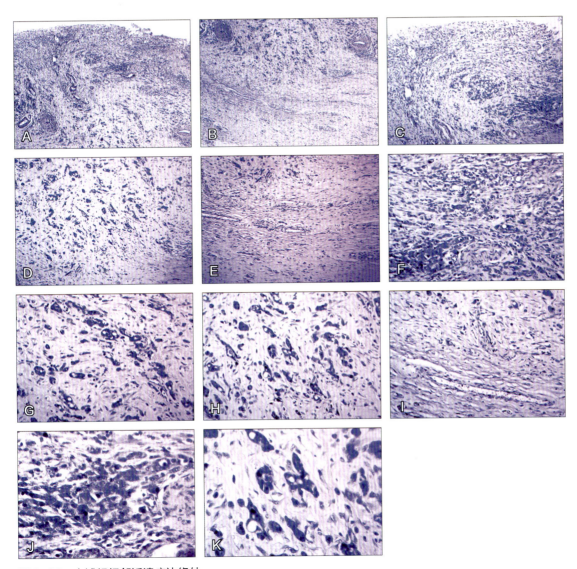

图 3-38 上述组织邻近溃疡边缘处

A、B. 分别示病灶上下部（40×），A 示溃疡处大部分区域未见到黏膜肌，图右侧上部局部见少量黏膜肌；B. 黏膜下层，纤维组织增生，A 及 B 上部均可见到条索样或单个排列的异型细胞；黏膜固有层及黏膜肌层消失，代之以坏死、炎性渗出物，其下方为炎性肉芽组织，肉芽组织下方纤维组织增生明显；C. 为 A 局部放大（100×），组织表面附着坏死、炎性渗出物，坏死物下方纤维组织增生，异型细胞巢状或条索样排列浸润其间；D、E. 为 B 局部放大（100×），示黏膜下层纤维组织增生，异型细胞条索样或单个排列浸润其间，E 示黏膜下层下部未见异型细胞浸润；F. 为 C 局部放大（200×），示异型细胞条索样或巢状排列，浸润小血管周围，胞质嗜酸性，核质比增大、异型深染，异型细胞周围纤维细胞增生；G、H. 为 D 局部放大（200×），示异型细胞条索样或单个排列，胞质嗜酸或充满黏液，核质比增大、异型深染，少数细胞核被推挤至细胞一侧，状似"印戒"，异型细胞周围纤维组织增生显著；I.E 局部放大（200×），示异型细胞条索中偶见印戒样细胞，异型细胞周围纤维组织显著增生；J.F 局部放大（400×），示小血管周围浸润性生长的异型细胞；K.H 局部放大（400×），示异型细胞条索中偶见印戒样细胞

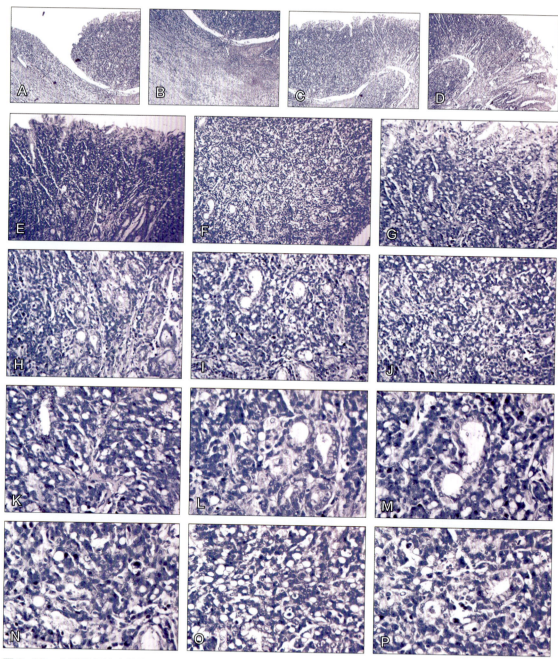

图3-39　上述组织溃疡边缘

A～D. 分别示病灶不同部位（40×），溃疡边缘黏膜固有层全层见异型细胞浸润，黏膜肌层消失，异型细胞浸润至黏膜下层；E、F. 为C局部放大（100×），E. 黏膜表层，F. 黏膜固有层邻近黏膜肌处，示黏膜固有层全层被异型细胞取代，仅残存少量黏液腺体；G、H. 为E局部放大（200×）；I、J. 为F局部放大（200×），示固有层内异型细胞条索样、实团状、筛状排列，仅残存少量黏液腺体，胞质嗜酸或充满黏液，核质比增大、异型深染，核分裂象及细胞凋亡易见，部分核被推挤至细胞一侧，状似印戒；K、L. 分别为G、H局部放大（400×）；M、N. 分别为I局部放大；O、P. 分别为J局部放大

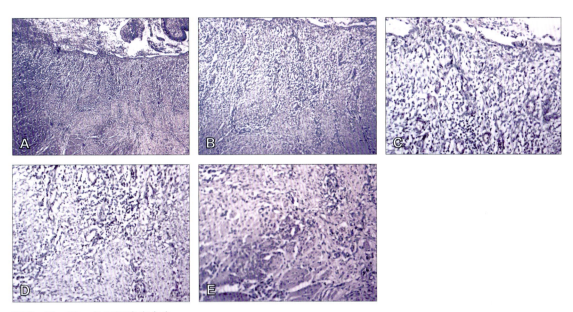

图 3-40 另一条组织溃疡中央
A. 溃疡深达固有肌层（40×）：炎性肉芽组织与固有肌层相延续；B. 示炎性肉芽组织（100×），肉芽组织表面被覆炎性渗出及坏死物；C、D. 为 B 局部放大（200×），C. 炎性肉芽组织，D. 肉芽组织与固有肌层相延续处；E. 示固有肌层（200×），少量淋巴细胞浸润其间

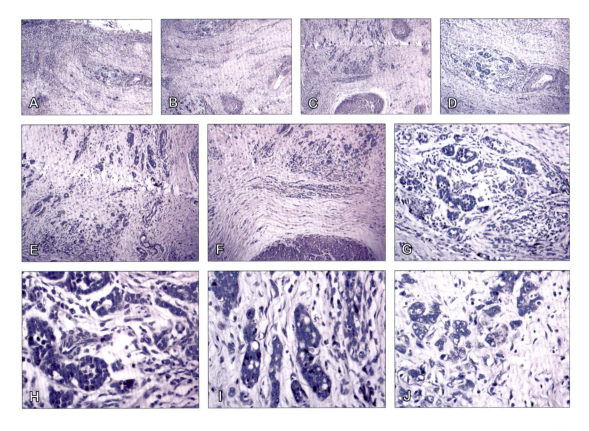

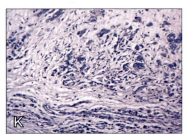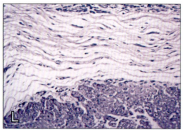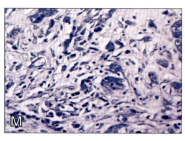

图 3-41 上述组织邻近溃疡边缘处

A～C.分别示溃疡及其下方（40×），A、B示溃疡表面及其下方黏膜下层中见异型细胞条索，C示异型细胞条索浸润至黏膜下层深部，未侵犯固有肌层；D.为A局部放大（100×），示异型细胞条索或巢团浸润小血管周围，G.（200×）、H.为D局部放大（400×）；E、F.为C局部放大（100×），E示异型细胞浸润黏膜下层；F示异型细胞尚未侵犯固有肌层；I、J.为E局部放大（400×），示异型细胞条索样或巢团状排列，胞质嗜酸或充满黏液，核质比增大、异型深染，偶见核被推挤至细胞一侧，状似"印戒"；K、L.为F局部放大（200×），K示黏膜下层纤维组织增生，异型细胞浸润其间，L示异型细胞未侵犯固有肌层，M.为K局部放大（400×），示异型细胞单个或条索样、巢团状排列，胞质嗜酸性，核质比增大、异型深染

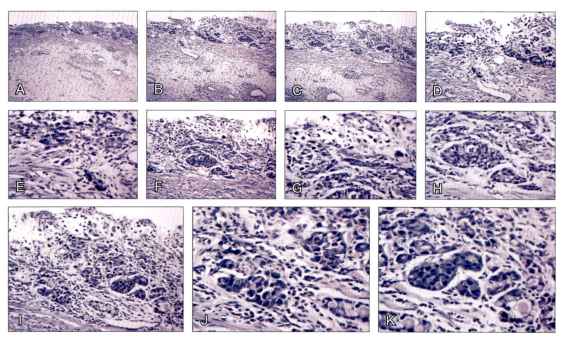

图 3-42 上述组织邻近溃疡边缘处

A.示黏膜固有层内见异型细胞巢团或条索（40×），局部浸润黏膜肌层，黏膜下层未见异型细胞浸润；B、C.为A局部放大（100×）；D.为B局部放大（200×）；E为D局部放大，示异型细胞浸润黏膜肌层，细胞胞质嗜酸，核质比增大，异型深染；F.为B局部放大（200×）；G、H.为F局部放大（400×），示固有层全层见异型细胞，局部浸润黏膜肌层，细胞散在分布或呈条索样、巢团状排列，胞质嗜酸或充满黏液，核质比增大、异型深染，部分细胞核被推挤至细胞一侧，状似"印戒"；I.为C局部放大（200×）；J、K.为I局部放大（400×），示固有层全层见异型细胞，局部浸润黏膜肌层，细胞散在分布或呈条索样、巢团状排列，胞质嗜酸或充满黏液，核质比增大、异型深染，部分细胞核被推挤至细胞一侧，状似"印戒"

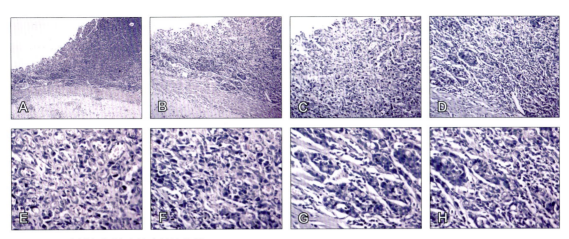

图 3-43　上述组织溃疡性病灶边缘处

A. 黏膜固有层全层被异型细胞取代（40×），局部浸润黏膜肌层，朝向溃疡中央方向黏膜表面糜烂；B. 为 A 局部放大（100×），示黏膜表面糜烂，异型细胞巢局部浸润黏膜肌层；C、D. 为 A 局部放大（200×），C. 异型细胞浸润肉芽组织，D. 固有层基底部；E～H. 分别为 C 和 D 局部放大（400×），E、F. 异型细胞浸润肉芽组织；G、H. 异型细胞巢浸润黏膜肌层

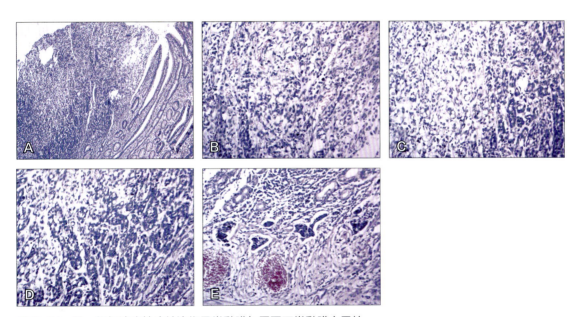

图 3-44　另一组织溃疡性病灶边缘异常黏膜与周围正常黏膜交界处

A. 左侧黏膜固有层被异型细胞取代（40×），图右黏膜尚正常；B～E. 为 A 局部放大（200×），B～D 示异型细胞条索样、巢团状排列或散在分布，胞质嗜酸或充满黏液，核质比增大、异型深染，部分细胞核被推挤至细胞一侧，状似"印戒"；E. 固有层与黏膜肌层交界处脉管腔内易见瘤栓

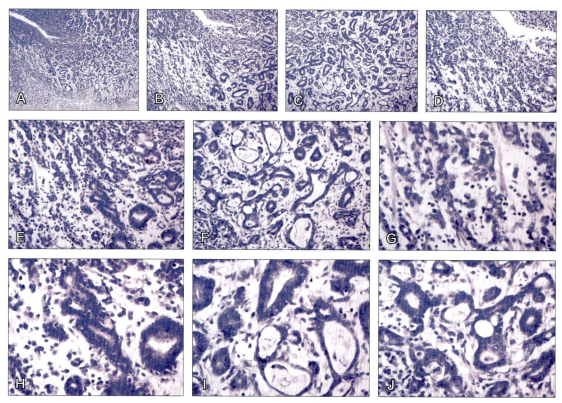

图3-45 另一组织溃疡性病灶边缘分化较好的癌组织与分化差的癌组织混合存在

A. 示黏膜固有层全层被癌组织取代（40×），表面糜烂，局部见异型腺体浸润黏膜肌层；B、C. 示A局部放大（100×），D、E. 为B局部放大（200×），F. 为C局部放大（200×），D示黏膜表面糜烂，异型细胞条索样、巢团状排列；E. 左上示异型细胞条索样排列，右下角见成角或不规则的异型腺体；F示成角或不规则的异型腺体；G、H. 为E局部放大（400×），G. 异型细胞条索样、巢团状排列，胞质嗜酸或充满黏液，核质比增大、异型深染，部分细胞核被推挤至细胞一侧，状似"印戒"，异型细胞周围间质水肿；H. 不规则腺体与异型细胞条索混合存在，胞质嗜酸，核质比增大，异型深染，间质水肿；I、J. 为F局部放大（400×），示不规则或成角异型腺体，胞质嗜酸，上皮极性消失，核质比增大、异型深染，间质水肿

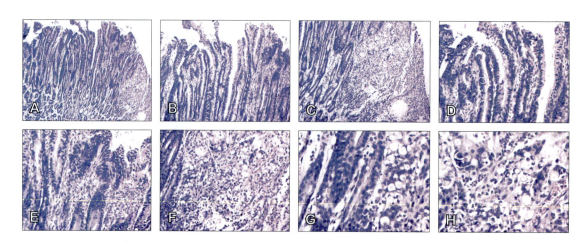

图 3-46　另一组织溃疡性病灶边缘分化较好的癌组织与分化差的癌组织混合存在

A.示黏膜固有层全层被癌组织取代（40×），图左肿瘤组织表面乳头状增生，乳头结构紊乱，上皮增生呈复层，图右黏膜表面糜烂，固有层内异型细胞弥漫排列；B、C.分别为 A 左、右侧局部放大（100×）；D、E.B 局部放大（200×），示黏膜表面乳头状增生，上皮细胞复层增生，极向紊乱，胞质嗜酸，核质比增大、呈卵圆形，核分裂象多见；F.C 局部放大（200×）；G、H.F 左下及右上局部放大（400×），示分化较好的癌组织与分化差的癌组织混合存在，G 左侧见异型腺体，右侧见异型细胞巢团，胞质嗜酸或充满黏液，核质比增大、异型深染，部分细胞核被推挤至细胞一侧；H 示异型细胞弥漫分布或条索样排列，胞质嗜酸或充满黏液，核质比增大、异型深染，部分细胞核被推挤至细胞一侧，弥漫排列的异型细胞或异型条索周围见分化较好的异型腺体

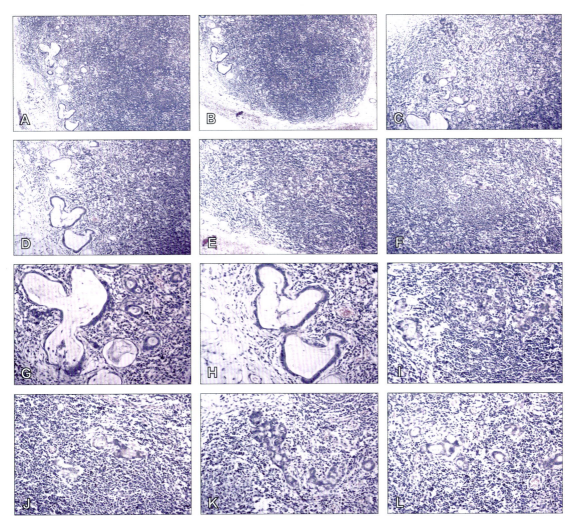

图 3-47　其中一淋巴结中见分化较好的转移癌成分

A、B.示淋巴结边缘见流产样样或腺样异型细胞（40×）；C、D.为 A 局部放大（100×），示淋巴结边缘流产样或腺样异型腺体；E、F.为 D 局部放大（100×）；G、H.分别为 C、D 局部放大（200×），示淋巴边缘出现的"流产"样；I～L 为 E、F 局部放大（200×），示淋巴滤泡周围出现腺样或筛状异型腺体，胞质嗜酸或充满黏液，核质比增大、异型深染

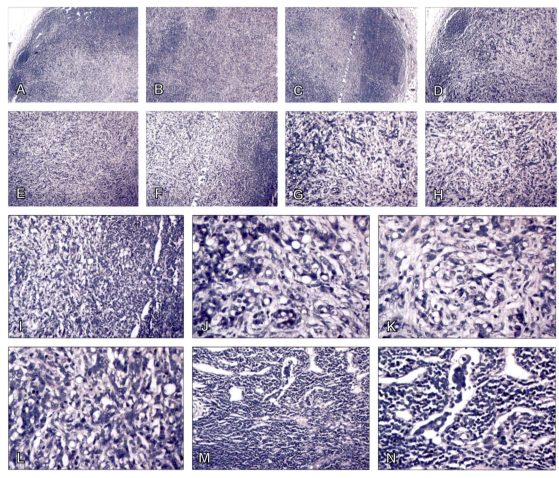

图 3-48 另一淋巴结中见分化差的转移癌成分

A～C. 示淋巴结结构破坏（40×），淋巴结中央纤维组织增生，其间见异型细胞；D～F. 分别为 A～C 局部放大（100×）；G～I. 分别为 D～F 局部放大（200×），示淋巴结结构破坏，代之以增生显著的纤维组织，纤维组织中见异型细胞条索样、腺样排列，胞质嗜酸或充满黏液，核质比增大、异型深染，少数细胞核被推挤至一侧；J～L. 为 G～I 局部放大（400×）；M. 示淋巴窦内瘤栓（200×）；N. 为 M 局部放大（400×），示淋巴窦内见异型细胞巢，胞质嗜酸，核质比增大、异型深染

（2）淋巴结（7/28） 见癌转移，分别为：小弯网膜淋巴结（3/8）、大弯网膜淋巴结（3/6）、8P 淋巴结（1/8）、12 组淋巴结（0/0）、12P 淋巴结（0/4）、19 组淋巴结（0/2）。

免疫组化染色：癌细胞示 C-erbB-2（0），p53（错义突变，70%+），Ki-67＞80%+；MLH-1（+），PMS-2（+），MSH-2（+），MSH-6（+），提示该患者癌组织中不存在微卫星不稳定性。

0-Ⅱc+Ⅱb, por2, sig>>tub2, 3500mm×2500mm, pT1b-SM3（4000μm）, INFc, Ly1c, pV1a, pUL1, pPM0, pDM0, pN3

TNM 分期：pⅡb（T1N3M0）

病例七

一、病史简介

患者女性，48岁，因"间断上腹胀痛6个月，加重1个月"入院。患者于入院前6个月无明显诱因出现间断上腹胀痛，偶有恶心，无呕吐，无腹泻，无发热，无里急后重等不适，遂就诊于当地医院，胃镜示：非萎缩性胃炎（胃角充血、胃底糜烂），给予护胃等对症治疗后，症状未见明显好转，于入院前1个月上述症状加重，遂于当地医院复诊，胃镜示：胃体溃疡；胃体息肉样隆起性病变，病检回报：黏膜内癌。患者为求进一步诊治来我院就诊，门诊以"胃恶性肿瘤"收住入普通外科某病区，病程中患者饮食睡眠欠佳，大小便如常，近期体重未见明显增减。患者无特殊既往病史及肿瘤家族史，入院后各项检查显示患者无明显手术禁忌证，遂行根治性远端胃切除术（Ⅳ级），术程顺利，术后安返病房，术后给予抗感染，补钾，补液等对症治疗，术后恢复良好出院。术后病理回报：中-低分化腺癌（T1N0M0期）。患者于当地医院行3周期奥沙利铂+替吉奥化疗后为行全面复查及后续治疗入住我院肿瘤内科，复查血常规、尿常规、癌胚抗原测定、胸腹部CT、消化道内镜检查等项目，CT：①左肺上叶尖后段及右肺下叶前基底段硬结灶，左肺下叶外基底段多发肺气囊，请结合临床；②胃恶性肿瘤术后改变，吻合口未见明显复发征象；③肝右叶多发钙化灶；④右侧附件区囊肿。胃镜：毕Ⅱ式大部切除术后 吻合口炎残胃炎，内镜活检：吻合口黏膜慢性炎症。主管医师告知患者及其家属患者系早期胃癌，仅需定期随访观察，但患者及其家属强烈要求化疗，遂予以替吉奥单药化疗后出院。

二、内镜检查

（一）术前内镜评估检查

1. 内镜下所见

（1）食管、贲门：黏膜色泽正常，血管纹理清晰，齿状线清晰，位置正常，未见溃疡及赘生物。

（2）胃：各部形态如常，蠕动良好，腔内潴留液适中、清亮；胃底、胃体黏膜红白相间，以红为主，胃体大弯可见片状黏膜充血、发红，灶状糜烂；胃体后壁可见丘状黏膜增生、表面粗糙（图3-49A～B）；胃角形态正常，光滑，弧度存在；胃窦黏膜红白相间，以白为主；幽门口圆，开闭良好，未见胆汁反流。

（3）十二指肠：球部及降部未见异常。

2. 超声内镜所见

（1）食管、贲门：黏膜色泽正常，血管纹理清晰，齿状线清晰，位置正常，未见溃疡及赘生物。

（2）胃：各部形态如常，蠕动良好，腔内潴留液适中、清亮；胃底、胃体黏膜红白相间，以红为主，胃体大弯可见片状黏膜充血、发红，灶状糜烂，NBI+ME观察未见明显边界，部分区域表面微结构消失，可见 IMVP（图 3-49C～D）；EUS 观察病变处前两层结构融合增厚呈低回声，部分区域黏膜下层似有中断（图 3-49G），周边未探及肿大淋巴结；胃体后壁可见丘状黏膜增生、表面粗糙，ME-NBI 观察可见边界清楚，表面腺体结构粗大，具有一定规则性，可见环状微血管（图 3-49E～F），EUS 观察病变处前两层结构融合增厚呈低回声，黏膜下层连续完整（图 3-49H），周边未探及肿大淋巴结。在胃体大弯及胃体后壁分别以 1 枚金属钛夹钳夹标记定位图 3-49I。

（3）十二指肠：球部及降部未见异常。

3. 内镜诊断

胃体大弯 EGC（T1）

胃体后壁黏膜病变

（二）术后胃镜复查结果

1. 内镜下所见
食管、贲门：黏膜色泽正常，血管纹理清晰，齿状线清晰，位置正常，未见溃疡及赘生物。

毕Ⅱ式胃大部切除术后，残胃腔内有少量胆汁潴留，残胃黏膜红白相间，以红为主，散在点状糜烂。吻合口上方见术后黏膜隆起改变，吻合口光滑、见点状糜烂（图 3-49J～K），大弯侧处黏膜略粗糙，输入、输出祥通畅。

2. 内镜诊断

毕Ⅱ式大部切除术后

吻合口炎

残胃炎

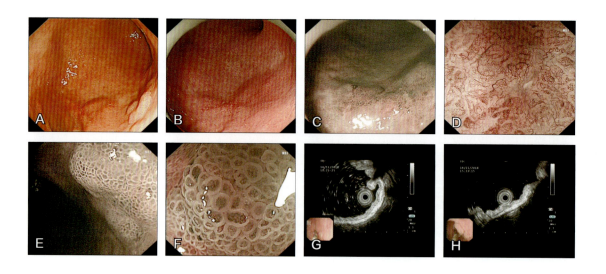

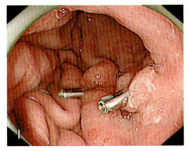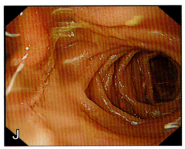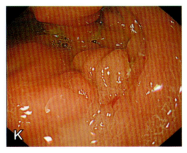

图 3-49　胃体大弯及胃体后壁黏膜病灶内镜下所见

A. 白光下观察胃体大弯及胃体后壁黏膜病灶（远景），胃体大弯片状黏膜充血、发红，灶状糜烂，胃体后壁见丘状黏膜增生、表面粗糙；B. 白光下观察胃体大弯黏膜病灶（近景），C. 相同区域白光下观察胃体大弯后壁病灶，A、B 分别为远景及近景，病灶略凹陷；C、D.NBI 观察图 B 相同部位，腺管表面结构部分存在，部分消失，微血管增生紊乱；D.NBI+ME 观察图 C 局部，示黏膜表面结构消失，出现大量扭曲、分支的微小血管，提示该区域存在未分化型腺癌；E. NBI 观察胃体后壁隆起型病变；F. NBI+ME 观察图 E 相同部位，黏膜表面见乳头状结构，乳头内部为环状微小血管，提示该区域存在分化型腺癌；G. 超声胃镜观察胃体大弯黏膜糜烂处病灶采集图片，前两层结构融合增厚呈低回声，部分区域黏膜下层似有中断，周边未探及肿大淋巴结；H. 超声胃镜观察胃体后壁黏膜隆起处病灶采集图片，前两层结构融合增厚呈低回声，黏膜下层连续完整，周边未探及肿大淋巴结；I. 用钛夹标记病灶范围后所摄照片；J、K. 吻合口周围黏膜改变，吻合口光滑，黏膜点状糜烂，吻合口上方黏膜隆起

三、病理检查

（一）外院切片会诊结果

会诊意见：（胃体）中 - 低分化腺癌（图 3-50）。

免疫组化染色：癌细胞示 CK8/18+，CKL+++，LCA-，p53（野生型表达，30%+），Ki-67 增生活跃处 50%+。

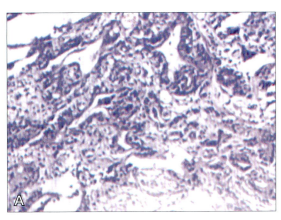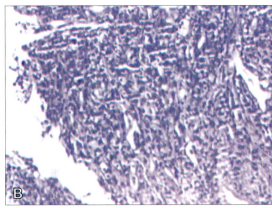

图 3-50　原单位病理切片采集图像

A、B. 固有层内见不规则成角、相互连接或筛状异型腺体，少数区域见异型细胞条索，细胞极向紊乱，胞质嗜酸性，核质比增大，异型深染（100×）

（二）远端胃切除术后病理检查

1. 大体检查 远端胃，小弯长 8cm、大弯长 18cm，上切缘周径 14cm、下切缘周径 6cm，距上切缘 3cm，于胃体窦后壁至大弯表浅见一不规则黏膜粗糙区，局部黏膜隆起，病灶大小 5cm×4.5cm，将病灶区全部取材（图 3-51）；附带网膜组织一堆，大小 18cm×8cm×2cm，找见淋巴结详见病理诊断。

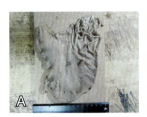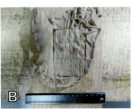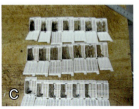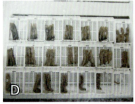

图 3-51 手术切除远端胃标本大体摄影图片（标本经 10%NBF 固定 24h 后）及处理过程图片
A. 远端胃在软木板上伸展并固定后所摄照片（大部分固定细针已拔除，因病灶在胃体后壁及大弯，故将胃前壁剖开），黏膜面见标记病灶范围的 2 枚钛夹；B. 将可疑病灶区切割后拍摄照片；C. 按顺序将组织条放入包埋盒中；D. 组织条脱水后拍摄照片

2. 显微镜下所见 胃体窦部钛夹标记区及标记区外黏膜粗糙区全部取材，示癌局限于黏膜固有层，黏膜固有层大部分区域内见不规则成角、相互连接（"牵手"状）或筛状异型腺体，少数区域见异型细胞条索、异型细胞巢团或单个散在异型细胞，细胞胞质嗜酸性，核质比增大，异型深染。癌周胃黏膜固有层腺体数量减少，被覆上皮及腺体部分肠化，黏膜内多个淋巴滤泡形成，黏膜固有层局部泡沫细胞聚集成巢（图 3-52）。

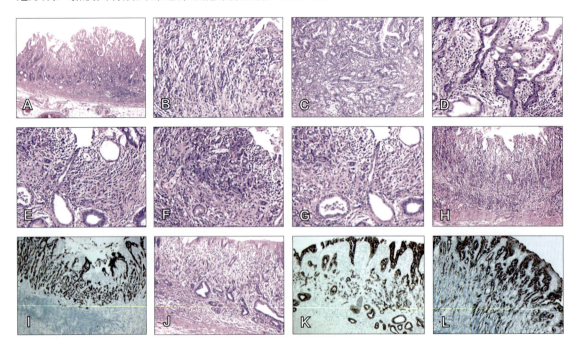

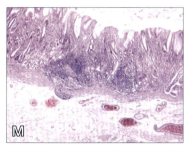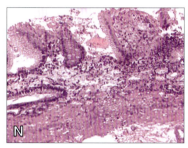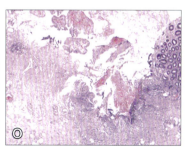

图 3-52　示癌变区及周围镜下所见

A. 示胃体后壁隆起型病灶（40×），黏膜表面乳头状增生，固有层内见不规则状异型腺管；B、C. 示中分化腺癌为主区（100×），黏膜内异型腺体分支、成角，腺体相互连接形成"牵手"样结构，胞质嗜酸、核质比增大、异型深染；D. 示异型腺体横向连接（200×），形成"牵手"样结构；E～G. 示胃体大弯侧黏膜粗糙区（100×），示黏膜固有层内异型细胞散在或形成异型细胞条索、异型细胞巢团，胞质嗜酸，核质比增大、异型深染；H、I. 示中分化腺癌与低分化腺癌混合存在区域（40×），H.HE 染色切片，I.CK8/18 标记切片，示异型腺管与异型细胞条索混合存在，免疫组化染色切片中淋巴滤泡内亦可见单个异型细胞浸润；J、K. 示中分化腺癌与低分化腺癌混合存在区域（100×），CK8/18 清晰显示异型腺管与异型细胞条索混合存在；L. 示分化型腺癌区 MUC5AC 阳性表达（100×）；M. 示癌周萎缩性胃炎区（40×），固有层腺体减少，被覆上皮及腺体肠化，固有层内多个淋巴滤泡形成；N. 示固有层内泡沫细胞灶性聚集（40×）；O. 显示钛夹去除后组织形态，组织缺损深达黏膜下层（40×）

3. 病变谱系图（图 3-53）

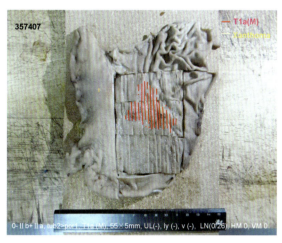

图 3-53　绘制完成后的远端胃手术切除标本病变谱系图

4. 病理诊断

（1）（远端胃）0-Ⅱb+Ⅱa 型中分化管状腺癌，少数区域为低分化腺癌（低分化腺癌占 10%），癌大部分局限于黏膜固有层，局灶侵犯黏膜肌层，脉管腔内未见瘤栓，黏膜固有层底部多个淋巴滤泡形成，癌灶面积 5.5cm×4.3cm；上、下切缘未见癌侵及。

（2）淋巴结（0/26）未见癌转移；分别为：小弯淋巴结（0/4）、大弯淋巴结（0/21）、第

8组淋巴结（0/1）。

（3）免疫组化染色：中分化管状腺癌示CK8/18+++，MUC5AC+，MUC6-，MUC2-，CD10-，p53（无义突变型），Ki-67（70%+）；低分化癌示Ki-67（90%+）；两种癌中MLH-1+、PMS-2+、MSH-2+、MSH-6+；Desmin标记平滑肌细胞，CD31、D2-40标记脉管腔内皮细胞。

0-Ⅱb+Ⅱa, tub2>>por2, 5500mm×4300mm, pT1a-M, INFb, Ly0, V0, pUL0, pPM0, pDM0, pN0

TNM分期：p1A（T1aN0M0）

（三）术后5个月复查胃镜并行吻合口黏膜活检

（吻合口）黏膜慢性炎症，急性炎症活动期，被覆上皮局灶肠化（图3-54）。

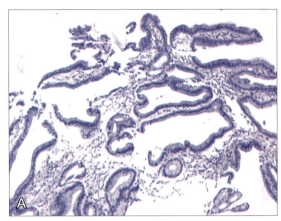 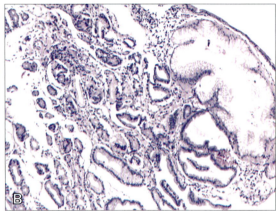

图3-54 术后复查吻合口部位黏膜活检镜下所见
A. 示部分区域黏膜被覆吸收上皮（100×）；B. 小凹增生（黏膜定向不佳），固有层腺体减少，间质平滑肌组织增生，少量淋巴细胞、中性粒细胞浸润其间（100×）

第三章 上消化道早癌手术切除病例

病例八

一、病史简介

患者女性，52岁，因"间断腹痛、腹胀1年余，加重1周"收住入院，病史特点总结如下：

患者于入院前1年余无明显诱因出现腹痛、腹胀，伴烧灼感，伴反酸、恶心、呕吐，呕吐物为胃内容物，伴头晕、乏力，伴咳嗽、咳痰，痰中带血，伴胸部及乳房胀痛，无心慌、气短，无腹痛、腹泻，无黑便，自服药物治疗（具体不详），症状稍有好转。入院前1周患者自觉腹痛症状加重，就诊于当地医院，行彩超示：胆囊壁间胆固醇结晶；肝实质光点略增粗，请结合临床；右肾小囊肿；右乳低回声结节考虑增生结节BI-RADS 3级。胃镜示：胃角溃疡浸润性病变（性质待定），慢性萎缩性胃炎（窦轻度）。活检示：（胃角）小块黏膜局限区有少量低分化腺癌组织。现患者及其家属为求进一步诊治，遂来我院，以"胃恶性肿瘤"收住我科，自发病以来，患者神清、精神可，饮食睡眠可，小便正常，大便干燥，近期体重未见明显增减。入院后完善相关检查，查无明显手术禁忌证，经全科讨论后在全麻下行腹腔镜下胃病损切除术，患者术后病情平稳，给予抑酸、补液、抗炎、营养支持等对症支持治疗后出院随访。

二、内镜检查

（一）内镜下所见

1. **食管、贲门** 黏膜色泽正常，血管纹理清晰，齿状线清晰，位置正常，未见溃疡及赘生物。
2. **胃** 胃蠕动差。胃体小弯下段至胃角前壁、胃窦前壁见一巨大Ⅱc型病灶，中央结节样隆起，口侧可见皱襞呈断崖状改变，幽门部见黄色瘤（图3-55A～E），NBI模式下观察相同部位黏膜，腺管表面结构部分存在，部分消失，微血管增生紊乱（图3-55F），亚甲蓝染色（图3-55G～H）、醋酸染色（图3-55I～J）观察发现病灶与周围病变界线不清。
3. **十二指肠** 球部及降部未见异常。

（二）超声内镜所见

超声所见：病变处胃壁增厚，前三层结构融合呈中高回声，局灶黏膜下层不连续（图3-55K）。

（三）内镜诊断

胃恶性肿瘤（多考虑黏膜下层浸润）

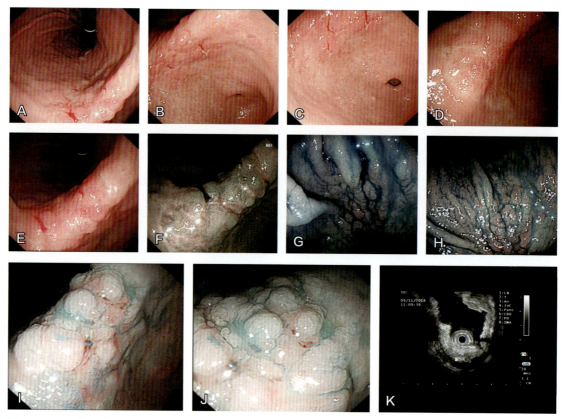

图 3-55　胃体小弯下段经胃角前壁、胃窦前壁病灶内镜下所见
A. 白光下观察胃体小弯下段至胃角黏膜病灶（远景）；B. 白光下观察胃角及胃窦前壁黏膜病灶（远景），示黏膜表浅凹陷，见多个结节样隆起型病灶；C. 胃窦病灶及幽门部黄色瘤；D. 白光下观察口侧黏膜皱襞呈断崖状改变；E、F. 分别示白光及 NBI 模式下观察相同部位黏膜，腺管表面结构部分存在，部分消失，微血管增生紊乱；G、H. 分别为亚甲蓝染色后观察病灶的近景及远景；I、J 分别为醋酸染色后观察病灶，示病灶区黏膜部分呈颗粒状隆起、腺管表面结构存在，隆起周围腺管表面结构消失；K. 超声胃镜探测胃角部黏膜所采集的图片，病变处胃壁增厚，前三层结构融合呈中高回声，局灶黏膜下层不连续

三、病理检查

（一）外院切片会诊结果

会诊意见：（胃角）见少量印戒细胞癌成分（图 3-56）。

（二）远端胃切除术后病理检查

1. 大体检查（图 3-57）　远端胃，小弯长 10cm、大弯长 14cm，上切缘周径 12cm、下切缘周径 6cm，距上切 0.8cm 于胃体窦近小弯侧见一不规则黏膜粗糙区，大小 7cm×5cm，将可疑病灶区全部取材；幽门部近小弯侧见一直径 0.3cm 的黄色斑块；附带网膜组织一堆，大小 15cm×25cm×2cm，找见淋巴结详见病理诊断。

第三章　上消化道早癌手术切除病例

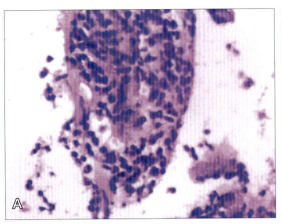
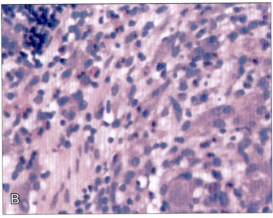

图 3-56　原单位病理切片采集图像

A、B. 固有层炎症背景重（100×），见少量异型细胞，胞质嗜酸或充满黏液，核质比增大，异型深染，核被推挤至细胞一侧

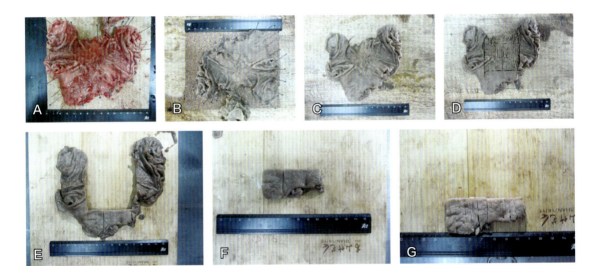

图 3-57　手术切除远端胃标本大体摄影图片（标本经 10%NBF 固定 24h 后）

A、B. 分别为远端胃在软木板上伸展并固定后所摄照片（沿大弯将胃剖开）；C. 拔除固定针后拍摄照片；D. 将可疑病灶区切割后拍摄照片；E. 因第一次取材少数组织中肛侧切缘见癌残留，故将残余胃壁取出补充取材；F. 确定的补充取材区域；G. 将补充取材区域切割后拍摄照片

2. 镜下所见　胃体窦部黏膜粗糙区全部取材，示癌大部分局限于黏膜固有层，黏膜固有层区域内见条索样、巢团状排列的异型细胞，胞质充满黏液或嗜酸性，核质比增大，异型深染，部分细胞核偏于细胞一侧，少数区域见不规则成角、相互连接（"牵手"状）或筛状异型腺体，细胞胞质嗜酸性，核质比增大，异型深染；癌周胃黏膜部分区域固有层腺体数量未见明显减少，部分区域黏膜固有层腺体数量减少，被覆上皮及腺体肠化，黏膜内多个淋巴滤泡形成，幽门部黏膜局部固有层内泡沫细胞聚集成巢（图 3-58）。

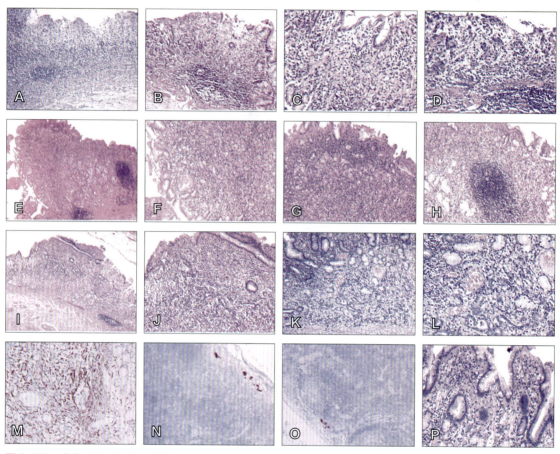

图 3-58 癌变区及周围镜下所见

A、B. 示未分化癌为主区（100×），黏膜表面糜烂，固有层内见弥漫排列的异型细胞或异型细胞条索，胞质充满黏液或嗜酸性，核质比增大、异型深染，部分细胞核偏于细胞一侧，黏膜内淋巴滤泡形成；C、D. 为黏膜内病灶局部放大（200×），示未分化癌为主区，D 图示异型腺体局部浸润黏膜肌层；E、I. 为凹陷型病灶中局部结节样隆起区（40×），黏膜炎症背景重，正常腺体不同程度消失，被数量不等的异型细胞或异型细胞条索取代，固有层内淋巴滤泡可见；F～H、J. 为结节样隆起病灶局部放大（100×），示不同区域异型细胞或异型细胞条索数量不均，胞质充满黏液或嗜酸性，核质比增大、异型深染，部分细胞核偏于细胞一侧；K（100×）、L. 示中分化腺癌与未分化癌混合存在区（200×），黏膜内见分支、成角的异型腺体，腺体相互连接形成"牵手"样结构，胞质嗜酸、核质比增大、异型深染，腺体周围见未分化癌成分；M. 示淋巴管内见瘤栓（D2-40 标记）（200×）；N、O.（100×）为 CK8/18 标记淋巴后显示淋巴结被膜下窦见少量转移的异型细胞；P. 示幽门黏膜局部固有层内泡沫细胞灶性聚集（200×）

3. 病变谱系图（图 3-59）

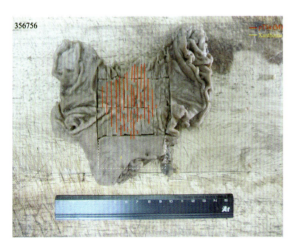

图 3-59　绘制完成后的远端胃手术切除标本病变谱系图（图中白色虚线框出部分系二次补充取材区）

4. 病理诊断

（1）（远端胃）胃体窦部 0-Ⅱc+Ⅱa 型印戒细胞癌、部分区域为低分化腺癌，少数区域为中分化管状腺癌（印戒细胞癌占 70%，低分化腺癌占 25%，中分化管状腺癌占 5%），Lauren 分型：弥漫型；癌灶面积 7cm×5cm，癌侵犯黏膜肌层，淋巴管腔内见瘤栓，小静脉及神经未见累及；幽门部黄色瘤；上、下切缘未见癌组织残留。

（2）经 CK8/18 染色证实；淋巴结（2/29）见癌转移；分别为：网膜淋巴结（0/4）、3 组淋巴结（0/1），4d 组淋巴结（0/1），4sb 组淋巴结（0/2），5 组淋巴结（0/4），6 组淋巴结（0/4），7 组淋巴结（0/2），8a 组淋巴结（2/6），8p 组淋巴结（0/1），9 组淋巴结（0/2），11 组淋巴结（0/0），12a 组淋巴结（0/2），12p 组淋巴结（0/0）。

（3）免疫组化染色：癌细胞示 CK8/18+，Syn＜10%+，CgA＜10%+，p53（无义突变型），Ki-67（70%+）；MLH1+，PMS-2+，MSH-2+，MSH-6+；CD31、D2-40 标记脉管腔内皮细胞；Desmin 标记平滑肌细胞。

0-Ⅱc+Ⅱa, sig>por2>tub2, 7000mm×5000mm, INFc, pT1a-M, pUL0, Ly1a, V0, pPM0, pDM0, pN0

TNM 分期：p1B（T1aN1M0）

病例九

一、病史简介

患者男性，47岁，因"体检发现胃黏膜病变4天"收住入院。患者于4天前体检行超声胃镜检查提示胃黏膜病变，自诉无腹痛及腹胀，无发热及寒战，无咳嗽及咳痰，无皮肤黏膜黄染，无恶心及呕吐，无腹泻及便秘，无反酸及嗳气等不适，未予重视，于入院前1天胃镜活检病理诊断回报胃恶性肿瘤，患者为求进一步诊治就诊于我院门诊，门诊以"体检发现胃黏膜病变4天"收住。病程中，患者神清，精神差，饮食、睡眠一般，大小便正常，体重未见明显改变。

入院后积极完善相关检查后明确诊断并排除手术禁忌证后在全身麻醉下行"腹腔镜下根治性远端胃切除术（Ⅳ级手术）"，术后给予抗感染、保肝、抑酸、营养支持等治疗，患者术后恢复良好，无特殊不适，排除化疗禁忌证后在术后18天始给予"奥沙利铂 + 卡培他滨"方案行8个周期化疗，同时辅予抗肿瘤、止吐、营养支持等对症支持治疗，化疗过程顺利，未见明显不适反应。

术后1个月复查胃镜：远端胃术后改变、胃潴留术；术后6个月复查腹部增强CT，术区未见明确复发征象。

二、内镜检查

（一）术前内镜评估检查

1. 内镜下所见

（1）食管、贲门：黏膜色泽正常，血管纹理清晰，齿状线清晰，位置正常，未见溃疡及赘生物。

（2）胃：各部形态如常，蠕动良好，腔内潴留液适中、清亮；胃底、胃体黏膜红白相间，以红为主，体部小弯侧可见一扁平隆起型病变，中央凹陷，胃角形态正常，光滑，弧度存在；胃窦黏膜红白相间，以白为主，血管纹理隐约可见；幽门口圆，开闭良好，未见胆汁反流（3-60A～C）。

（3）十二指肠：球部及降部未见异常。

2. 超声内镜所见
病变处各层结构明显增厚，呈中、低回声，第三层结构部分不连续（3-60D）。

3. 内镜诊断

慢性萎缩性胃炎（窦 轻度）

胃体下部小弯侧黏膜病变

（二）术后1个月胃镜复查结果

1. 内镜下所见

（1）食管、贲门：黏膜色泽正常，血管纹理清晰，齿状线清晰，位置正常，未见溃疡及赘生物。

（2）胃：远端胃部分切除术后改变，残胃蠕动良好，腔内潴留大量食糜；胃底、胃体黏膜红白相间，以红为主；吻合口通畅、黏膜光滑，输入、输出袢通畅（3-60F）。

2. 内镜诊断

远端胃术后改变

胃潴留

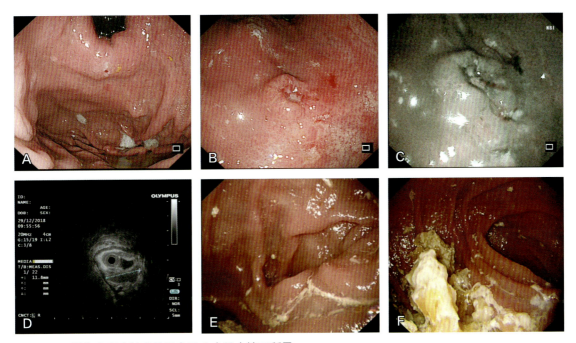

图3-60　胃体小弯病灶术前及术后1个月内镜下所见

A. 白光下观察胃体小弯侧见一扁平隆起型病变（远景）；B. 白光下观察胃体小弯侧病灶（近景），示病变表浅隆起、中央凹陷；C.NBI下观察胃体小弯侧病灶；D. 超声胃镜探测胃体小弯侧病灶所采集的图片，病变处各层结构明显增厚，呈中、低回声，第3层结构部分不连续；E. 术后1个月胃镜随访，吻合口通畅、黏膜光滑；F. 残胃腔内潴留大量食糜

三、病理检查

（一）术前病理诊断结果（图3-61）

（胃体小弯）低分化腺癌。

免疫组化染色：癌细胞示CK8/18+，C-erbB-2（1+），Syn-，CgA-，CD20-，D3-，Ki-67阳性细胞数60%。

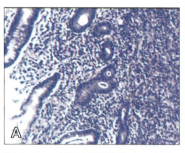
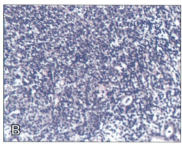
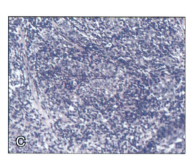

图3-61　活检黏膜显微镜下所见

A～C. 黏膜固有层内正常结构消失（200×），代之以巢团状或弥漫排列的异型细胞，肿瘤细胞胞质稀少，核质比增大，核呈圆形、不规则形，瘤细胞周围见较多淋巴细胞浸润

（二）远端胃切除术后病理检查

1. 大体检查（图3-62）　远端胃带小段十二指肠，小弯长20cm、大弯长27cm，十二指肠长2.5cm、上切缘周径20cm、下切缘周径4cm，距上切缘5cm、下切缘13cm于胃体前壁近小弯侧见一表浅隆起＋表浅凹陷型肿物，大小3.2cm×2.8cm×0.4cm，肿物切面灰白、质中，侵及黏膜下层；附带网膜一堆，大小27cm×15cm×3cm，其间找见淋巴结数十枚，详见病理诊断（图3-62）。

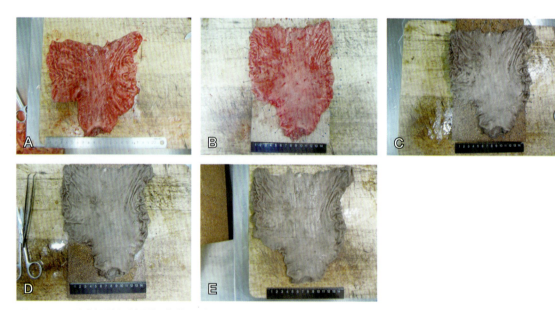

图3-62　手术切除远端胃标本处理过程

A、B. 分别为远端胃伸展前、伸展并固定在软木板上拍摄大体摄影图片（网膜组织已剔除）；C、D. 分别为标本在10%NBF固定24h后拍摄大体摄影图片，C为拔除固定针前，D为拔除固定针后；E. 将可疑病灶区切割后拍摄图片

2. 镜下所见 胃体部可疑病灶区全部取材，表浅隆起区病灶浸润至黏膜下层（浸润深度3700μm），表面表浅溃疡形成，CK8/18标记肿瘤细胞条索样、巢状排列，肿瘤细胞胞质稀少，核质比增大，核呈圆形、不规则形，瘤细胞周围较多淋巴细胞浸润，D2-40标记淋巴管腔内见瘤栓，S-100标记显示神经受侵犯，表浅隆起型病灶周围黏膜固有层内见相互连接的异型腺体，胞质嗜酸性，核质比增大、异型深染，并可见少量弥漫、条索样排列的异型细胞，胞质透明或嗜酸性，核质比增大、异型深染，CK8/18证实1枚小弯淋巴结内出现转移（图3-63，图3-64）。

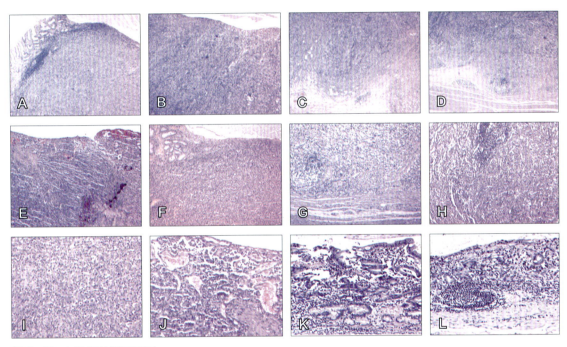

图3-63 HE切片镜下所见

A～E. 肿物低倍镜下所见（40×），A、B、E分别为肿物表面，C、D示肿物基底部与黏膜肌层相邻区，肿物基底部与周围分界尚清；F、G. 分别为肿物表面及基底部局部放大（100×），示肿瘤细胞周围富含淋巴细胞；H、I. 示肿瘤细胞周围富含淋巴细胞（200×），淋巴细胞数量不均，肿瘤细胞胞质嗜酸性，核质比增大，异型深染；J. 示溃疡表面局部放大（200×），表层为炎性肉芽组织，基底部为肿瘤细胞；K、L. 示肿物周围黏膜固有层内见不规则增生或相互连接的腺体（100×），L示相互连接的腺体周围见少量印戒样异型细胞

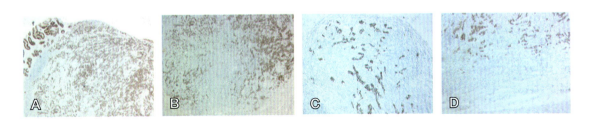

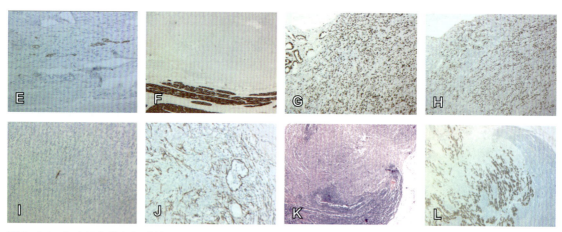

图 3-64 免疫组化染色切片镜下所见

A、B.CK8/18 染色切片肿物低倍镜下所见（40×），分别为肿物表面及肿物基底部；C.8/18 染色显示淋巴细胞内的异型细胞条索（100×）；D.（100×）、E.（200×）CK8/18 染色显示肿物与黏膜肌层相邻区，示异型细胞未侵犯固有肌层；F. Desmin 标记固有肌层平滑肌细胞（40×），示肿物与固有肌层分界清晰；肿物基底部与周围分界尚清；G、H. 分别为图 A 相同区域 MBI-1 及 p53 染色后拍摄图片（100×），MBI-1 染色示肿瘤细胞呈现高增殖指数，p53 染色 90% 以上肿瘤细胞核强阳性提示 *p53* 基因发生错义突变；I. 示 S-100 标记示肿瘤组织中残存的神经纤维（200×），提示神经受侵犯；J. 示 D2-40 标记淋巴管内皮细胞（200×），示淋巴管腔内见异型上皮巢团；K、L. 分别为淋巴结 HE 染色及 CK8/18 染色切片相同区域拍摄图片（40×），示癌转移至淋巴结

（三）病变谱系图（图 3-65）

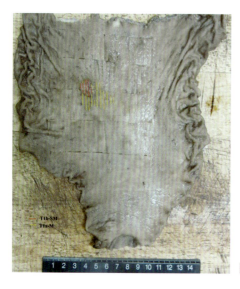

图 3-65 绘制完成后的病变谱系图

（四）病理诊断

（远端胃带小段十二指肠）胃体前壁近小弯侧溃疡型髓样癌（伴有淋巴样间质的癌），少数区域为中分化腺癌及印戒细胞癌（＜10%），Lauren分型：弥漫型为主，癌侵及黏膜下层与固有肌层交界处，脉管、神经受累，癌肿大小3.2cm×2.8cm×0.4cm；癌周胃黏膜呈萎缩性胃炎中-重度，肠化重度，固有层内见多个淋巴滤泡；近端切缘、远端切缘未见癌侵及。

淋巴结（1/65）见癌转移；分别为：小弯网膜淋巴结（1/50）、大弯网膜淋巴结（0/15）。

免疫组化染色：癌细胞示CK8/18+，CK7-，CK20-，Syn-，p53（90%+），LMP-1-，C-erbB-2（0），Ki-67（90%+）；MLH1+，PMS-2+，MSH-2+，MSH-6+；CD31、D2-40标记脉管腔内皮细胞；Desmin标记平滑肌细胞；S-100标记神经纤维。EBER ISH阴性。

注：根据免疫组化染色结果，本例癌组织中不存在微卫星不稳定性。

0-Ⅱc+Ⅱa, LELC, 3200mm×2800mm, pT1b-SM3(4000μm), INFa, pUL1, Ly1a, V0, pPM0, pDM0, pN1

TNM分期：p1B（T1bN1M0）

病例十

一、病史简介

患者男性，26岁，因"间断上腹痛10天"收住入院，患者于入院前10天无明显诱因出现间断性上腹钝痛，饱餐后加剧，不伴腰背部胀痛，有黑便，量中，无呕血，无反酸、烧心，无恶心、呕吐，无头痛、发热，无咳嗽、咳痰，无心慌、气短，无腹泻、便秘等不适，遂就诊于当地区级医院，行胃镜检查示：胃体溃疡？非萎缩性胃炎；胃镜活检示：（胃角中部）重度慢性胃炎，活动度Ⅱ～Ⅲ级，伴糜烂、坏死及炎性渗出，局部恶变为低分化腺癌，必要时请通过IHC检查明确诊断；建议转上级医院治疗。患者及其家属为求进一步诊治就诊于我院，门诊以"胃恶性肿瘤"收住消化内科。患者自发病以来，神情、精神可，饮食欠佳，夜间睡眠可，小便正常，大便发黑，近期体重减轻4kg。既往体健，否认"高血压、糖尿病、冠心病"等慢性病史，否认"乙肝、结核"等传染病史。

入院后积极完善相关检查，心肺功能检测均正常，全腹部增强CT示：胃壁未见明显增厚及异常强化影，胃窦周围未见明显肿大淋巴结影，请结合临床及内镜。超声胃镜示：胃体小弯下部近胃角黏膜病变。我院病理科会诊外院活检病理切片后考虑"部分为印戒细胞癌"。行胃镜检查取阴性活检示：（口侧、前壁、肛侧）黏膜慢性炎症，肠化轻度，急性炎症活动期（++）；（后壁）萎缩性胃炎中度，肠化中度，黏膜间质内散在几个印戒样细胞，结合病史及免疫组化染CK8/18+，可符合印戒细胞癌。免疫组化染色：印戒样细胞示CK8/18（+），CD68（-）。因患者存在外科手术指征，转普外科行进一步治疗。在排除手术禁忌证后在全身麻醉下行"腹腔镜下根治性远端胃切除术（Ⅳ级手术）"，术后给予抗感染、保肝、抑酸、营养支持等治疗，患者术后恢复良好，无特殊不适，排除化疗禁忌证后在术后26天开始给予"白蛋白紫杉醇+卡培他滨"方案化疗，同时辅予抗肿瘤、止吐、营养支持等对症支持治疗，化疗过程顺利，未见明显不适反应。

二、内镜检查

术前内镜评估检查

1. 超声内镜所见

（1）食管、贲门：黏膜色泽正常，血管纹理清晰，齿状线清晰，位置正常，未见溃疡及赘生物。

（2）胃：各部形态如常，蠕动良好，腔内潴留液适中、清亮；胃底黏膜红白相间，以红为主，胃体下部小弯近胃角可见片状黏膜粗糙不平，放大观察DL欠清晰，内部MV及MS欠规则，超声探查病变处黏膜层与黏膜肌层略有融合，黏膜下层外缘完整；胃角形态正常，光滑，弧度存在；胃窦黏膜红白相间，以白为主；幽门口圆，开闭良好，未见胆汁反流。

（3）十二指肠：球部及降部未见异常（图3-66A～F）。

诊断：胃体小弯下部近胃角黏膜病变。

2. 无痛胃镜行阴性活检 静脉麻醉下进镜，胃角进胃体小弯下端见片状黏膜发红，边界不清，NBI下中央区域色呈棕褐色，放大内镜下仔细寻找DL，仍然不清，ME见ILL-2血管及WGA混合存在，WS不规则，口侧可见既往活检瘢痕形成，于病变周边逆时针阴性活检4块。患者复苏顺利。

诊断：胃恶性肿瘤（0-Ⅱb，por+sig，cT1）。

3. 内镜下钛夹标记定位术 胃角水平，胃体小弯黏膜略粗糙，褪色改变，中央发红，边界难以判断，内镜下仔细寻找病变边界及前次阴性活检瘢痕，分别于口侧、前壁侧、肛侧活检瘢痕外缘1cm处钛夹标记，病变后壁侧界线难以确定，反复寻找后于胃角水平大弯侧近后壁钛夹标记。过程顺利（图3-66G）。

诊断：胃恶性肿瘤 内镜下钛夹标记定位术。

三、病理检查

（一）外院病理切片会诊结果

（胃角中部）中-低分化腺癌，部分区域为印戒细胞癌（图3-67）。

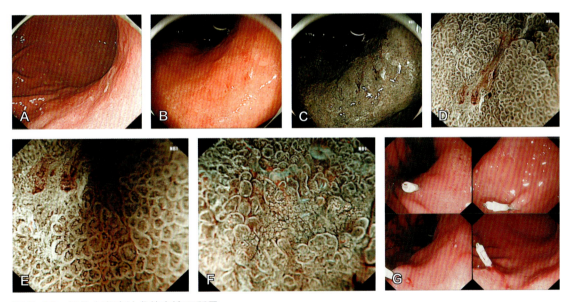

图3-66 胃体小弯病灶术前内镜下所见

A. 胃体下部小弯近胃角可见片状黏膜粗糙不平（远景）；B. 近景观察胃体下部小弯近病灶；C. 相同部位NBI下观察相同部位病灶；D～E.NBI+ME观察DL欠清晰，内部MV及MS欠规则，黏膜；放大内镜下仔细寻找DL，仍然不清，ME见ILL-2血管及WGA混合存在，WS不规则；F. 超声探查病变处黏膜层与黏膜肌层略有融合，黏膜下层外缘完整；G. 图左上、右上、左下、右下分别示口侧、肛侧、前壁、后壁病灶活检部位外1cm标记钛夹

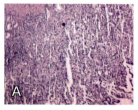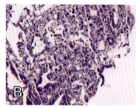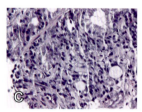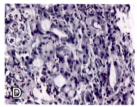

图 3-67 外院病理切片镜下所见

A. 黏膜固有层内见不规则异型腺体（40×），腺体周围见弥漫排列的异型细胞；B. 异型腺体周围见印戒样异型细胞（100×），异型腺体胞质嗜酸性、核质比增大、异型深染；C、D. 异型腺体周围见弥漫排列的异型细胞（200×），胞质内充满黏液空泡，核质比增大、异型深染，核被推挤至细胞一侧

（二）术前病理诊断结果

（口侧、前壁、肛侧）黏膜慢性炎症，肠化轻度，急性炎症活动期（+++）。

（后壁）萎缩性胃炎中度，肠化中度，黏膜间质内散在几个印戒样细胞，结合病史及酶标 CK8/18+，可符合印戒细胞癌（图 3-68）。

免疫组化染色：印戒样细胞示 CK8/18（+），CD68（-）。

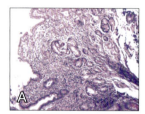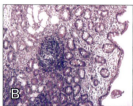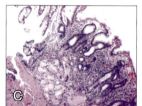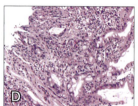
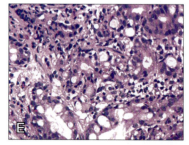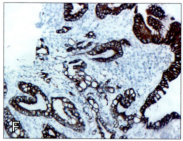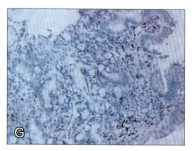

图 3-68 术前阴性活检各部位黏膜显微镜下所见

A～D. 分别为口侧、前壁、肛侧、后壁黏膜活检显微镜下所见（200×），A～C 示黏膜被覆上皮及固有层部分腺体肠化（小肠化生为主），间质较多淋巴细胞、中性粒细胞、浆细胞、少量嗜酸性粒细胞浸润，间质及腺体内小脓肿可见；D. 黏膜局部肠化腺体周围见少量散在分布的印戒样异型细胞；E. 为 D 局部放大（400×），示肠化腺体周围见少量散在分布的印戒样异型细胞，细胞质充满黏液，核质比增大、异型深染，核被推挤至细胞一侧；F、G. 分别为 CK8/18、CD68 染色切片（200×），示腺体周围印戒样细胞表达 CK8/18、不表达 CD68，支持上皮来源

(三)远端胃切除术后病理检查

1. 大体检查(图 3-69) 远端胃,小弯长 12cm、大弯长 18cm,上切缘周径 12cm、下切缘周径 6cm,距上切缘 1.5cm、下切缘 3cm 于胃体、胃窦交界处近小弯侧见一黏膜粗糙区,大小为 8cm×6cm,附带大、小弯网膜一堆,大小为 15cm×10cm×3cm,未见瘤结节,找见淋巴结详见病理诊断。

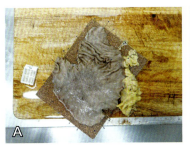
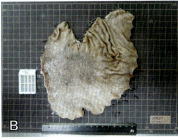
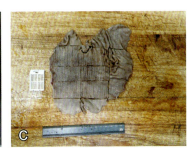

图 3-69 手术切除远端胃标本处理过程
A. 标本伸展固定于软木板上并在 10%NBF 固定 24h 后所摄图片,因操作者非病理专业人员,故未在伸展固定前将大网膜剔除;B. 拔除固定细针后所摄图片(网膜组织已剔除);C. 将可疑病灶区切割后拍摄图片

2. 镜下所见(图 3-70)

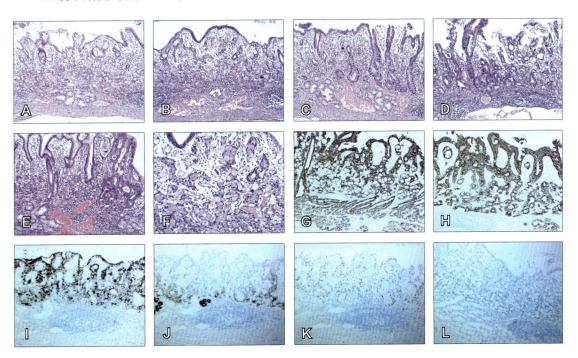

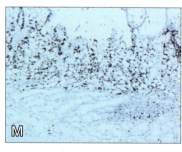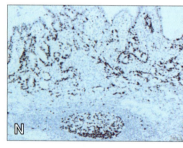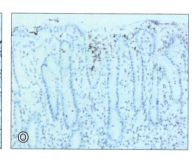

图 3-70　癌灶 HE 切片及免疫组化染色切片镜下所见

A～C. 黏膜固有层内见弥漫或条索样、巢团状分布的异型细胞，细胞胞浆充满黏液，核质比增大、异型深染，核被推挤至细胞一侧，小凹颈部可见原位印戒癌（100×）；D. 黏膜表面糜烂，固有层结构部分消失，见相互连接的异型腺体，胞质嗜酸或充满黏液，核质比增大、异型深染（100×）；E. 图左侧以印戒细胞癌为主（小凹颈部原位印戒细胞癌可见），图右侧以中分化管状腺癌为主（100×）；F. 为 B 局部放大（200×），示印戒细胞癌为主区，图左侧可见原位印戒细胞癌；G、H. 为 CK8/18 染色后显示的印戒细胞癌为主区和中分化管状腺癌为主区（200×）；I～K. 分别显示中分化管状腺癌区域表达 MUC5AC、部分表达 MUC6、弱表达 CDX-2（100×）；L. 显示 p53 标记病灶区（100×），显示癌细胞强弱不均表达 p53 蛋白，提示 *p53* 基因为野生型；M、N. 分别显示印戒细胞癌为主区和中分化管状腺癌为主区 Ki-67 标记后的肿瘤细胞增殖情况，癌细胞显示活跃的增生状态（100×）；O.Hp 标记癌周胃黏膜小凹内含数量较多的幽门螺杆菌（200×）；A～C、I～N 癌灶下方见淋巴滤泡

3. 病变谱系图（图 3-71）

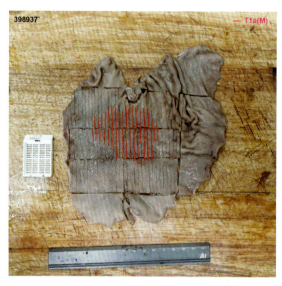

图 3-71　示绘制完成后的病变谱系图

4. 病理诊断

（1）（远端胃）胃体小弯侧平坦型印戒细胞癌，少数区域为中分化管状腺癌（中分化管状腺癌区占 30%），Lauren 分型：弥漫型，癌局限于黏膜固有层，脉管腔内未见明确癌栓，癌灶面积 6cm×5cm；癌周胃黏膜呈萎缩性胃炎中 - 重度，肠化中度，急性炎症活动期（中性

粒细胞+++），癌灶下方及癌周胃黏膜内多个淋巴滤泡形成，Hp+；近端切缘、远端切缘未见癌侵及。

（2）经免疫组化染色（CK8/18）证实，淋巴结（0/36）未见癌转移；分别为：小弯网膜淋巴结（0/12）、大弯网膜淋巴结（0/24）。

免疫组化染色：癌细胞示CK8/18+（5个蜡块），Syn＜10%+，CgA＜10%+，C-erbB-2（0），AFP-，Glypican-3-，SALL4-，p53（野生型表达，10%+），Ki-67（90%+）；中分化腺癌区MUC2-，MUC6+，MUC5AC+，CD10-，CDX-2+；MLH1+，PMS-2+，MSH-2+，MSH-6+。HP+（3个蜡块）。EBER ISH阴性。Desmin标记平滑肌细胞；CD31、CD34、D2-40标记脉管腔内皮细胞。

注：根据免疫组化染色结果，本例癌组织中不存在微卫星不稳定性。

0-Ⅱb, sig>>tub2, 6000mm×5000mm, pT1a(M), pUL0, Ly0, V0, pPM0, pDM0, pN0

TNM分期：p1A（T1aN0M0）

附录　英文缩略词表

AFP	α-fetoprotein	甲胎蛋白
APC	argon plasma coagulation	氩离子束凝固术
DL	demarcation line	分界线
EEC	early esophageal cancer	早期食管癌
EGC	early gastric cancer	早期胃癌
EMR	endoscopic mucosal resection	内镜黏膜切除术
ERCP	endoscopic retrograde cholangiopancreatography	内镜逆行胰胆管造影
ESD	endoscopic submucosal dissection	内镜黏膜下层剥离术
IMVP	irregular microvascular phenotype	不规则微血管结构表型
IPCL	intrapapillary capillary loops	乳头内毛细血管环
ME	magnifying endoscope	放大内镜
MM	muscularis mucosae	黏膜肌层
MS	microsurface	微形态结构
MV	microvascular	微血管结构
NBF	neutral buffered formalin	中性缓冲福尔马林
NBI	narrow band imaging	窄带成像内镜／内镜窄带成像术
POEM	peroral endoscopic myotomy	经口内镜下肌切开术
SCC	squamous cell carcinoma	鳞状细胞癌
SM	submucosa	黏膜下层
STER	submucosal tunnel endoscopic resection	内镜黏膜下隧道肿瘤切除术
WGA	white globe appearance	白色球状外观